国家出版基金项目
NATIONAL PUBLICATION FOUNDATION

中国中药资源大典
——中药材系列

中药材生产加工适宜技术丛书
中药材产业扶贫计划

石斛生产加工适宜技术

总 主 编　黄璐琦

主　　编　陈乃富　韩邦兴

副 主 编　陈乃东　戴　军　宋向文

中国医药科技出版社

内 容 提 要

《中药材生产加工适宜技术丛书》以全国第四次中药资源普查工作为抓手，系统整理我国中药材栽培加工的传统及特色技术，旨在科学指导、普及中药材种植及产地加工，规范中药材种植产业。本书为石斛生产加工适宜技术，包括：概述、石斛药用资源、石斛栽培技术、石斛特色适宜技术、石斛药材质量评价、石斛现代研究与应用等内容。本书适合中药种植户及中药材生产加工企业参考使用。

图书在版编目（CIP）数据

石斛生产加工适宜技术 / 陈乃富，韩邦兴主编 . — 北京：中国医药科技出版社，2017.11

（中国中药资源大典 . 中药材系列 . 中药材生产加工适宜技术丛书）

ISBN 978-7-5067-9571-5

Ⅰ . ①石⋯　Ⅱ . ①陈⋯ ②韩⋯　Ⅲ . ①石斛—中药加工　Ⅳ . ①R282.71

中国版本图书馆 CIP 数据核字（2017）第 213261 号

美术编辑　陈君杞

版式设计　锋尚设计

出版　中国医药科技出版社

地址　北京市海淀区文慧园北路甲 22 号

邮编　100082

电话　发行：010-62227427　邮购：010-62236938

网址　www.cmstp.com

规格　710×1000mm　$^1/_{16}$

印张　$8^1/_2$

字数　82 千字

版次　2017 年 11 月第 1 版

印次　2023 年 9 月第 2 次印刷

印刷　北京盛通印刷股份有限公司

经销　全国各地新华书店

书号　ISBN 978-7-5067-9571-5

定价　21.00 元

中药材生产加工适宜技术丛书
—— 编委会 ——

总 主 编 黄璐琦

副 主 编 （按姓氏笔画排序）

王晓琴	王惠珍	韦荣昌	韦树根	左应梅	叩根来
白吉庆	吕惠珍	朱田田	乔永刚	刘根喜	闫敬来
江维克	李石清	李青苗	李旻辉	李晓琳	杨 野
杨天梅	杨太新	杨绍兵	杨美权	杨维泽	肖承鸿
吴 萍	张 美	张 强	张水寒	张亚玉	张金渝
张春红	张春椿	陈乃富	陈铁柱	陈清平	陈随清
范世明	范慧艳	周 涛	郑玉光	赵云生	赵军宁
胡 平	胡本详	俞 冰	袁 强	晋 玲	贾守宁
夏燕莉	郭兰萍	郭俊霞	葛淑俊	温春秀	谢晓亮
蔡子平	滕训辉	瞿显友			

编　　委 （按姓氏笔画排序）

王利丽	付金娥	刘大会	刘灵娣	刘峰华	刘爱朋
许 亮	严 辉	苏秀红	杜 弢	李 锋	李万明
李军茹	李效贤	李隆云	杨 光	杨晶凡	汪 娟
张 娜	张 婷	张小波	张水利	张顺捷	陈清平
林树坤	周先建	赵 峰	胡忠庆	钟 灿	黄雪彦
彭 励	韩邦兴	程 蒙	谢 景	谢小龙	雷振宏

学术秘书 程　蒙

序

　　我国是最早开始药用植物人工栽培的国家，中药材使用栽培历史悠久。目前，中药材生产技术较为成熟的品种有200余种。我国劳动人民在长期实践中积累了丰富的中药种植管理经验，形成了一系列实用、有特色的栽培加工方法。这些源于民间、简单实用的中药材生产加工适宜技术，被药农广泛接受。这些技术多为实践中的有效经验，经过长期实践，兼具经济性和可操作性，也带有鲜明的地方特色，是中药资源发展的宝贵财富和有力支撑。

　　基层中药材生产加工适宜技术也存在技术水平、操作规范、生产效果参差不齐问题，研究基础也较薄弱；受限于信息渠道相对闭塞，技术交流和推广不广泛，效率和效益也不很高。这些问题导致许多中药材生产加工技术只在较小范围内使用，不利于价值发挥，也不利于技术提升。因此，中药材生产加工适宜技术的收集、汇总工作显得更加重要，并且需要搭建沟通、传播平台，引入科研力量，结合现代科学技术手段，开展适宜技术研究论证与开发升级，在此基础上进行推广，使其优势技术得到充分的发挥与应用。

　　《中药材生产加工适宜技术》系列丛书正是在这样的背景下组织编撰的。该书以我院中药资源中心专家为主体，他们以中药资源动态监测信息和技术服务体系的工作为基础，编写整理了百余种常用大宗中药材的生产加工适宜技术。全书从中药材

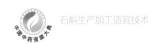

的种植、采收、加工等方面进行介绍，指导中药材生产，旨在促进中药资源的可持续发展，提高中药资源利用效率，保护生物多样性和生态环境，推进生态文明建设。

丛书的出版有利于促进中药种植技术的提升，对改善中药材的生产方式，促进中药资源产业发展，促进中药材规范化种植，提升中药材质量具有指导意义。本书适合中药栽培专业学生及基层药农阅读，也希望编写组广泛听取吸纳药农宝贵经验，不断丰富技术内容。

书将付梓，先睹为悦，谨以上言，以斯充序。

中国中医科学院　院长

中 国 工 程 院 院 士　　张伯礼

丁酉秋于东直门

总 前 言

中药材是中医药事业传承和发展的物质基础，是关系国计民生的战略性资源。中药材保护和发展得到了党中央、国务院的高度重视，一系列促进中药材发展的法律规划的颁布，如《中华人民共和国中医药法》的颁布，为野生资源保护和中药材规范化种植养殖提供了法律依据；《中医药发展战略规划纲要（2016—2030年）》提出推进"中药材规范化种植养殖"战略布局；《中药材保护和发展规划（2015—2020年）》对我国中药材资源保护和中药材产业发展进行了全面部署。

中药材生产和加工是中药产业发展的"第一关"，对保证中药供给和质量安全起着最为关键的作用。影响中药材质量的问题也最为复杂，存在种源、环境因子、种植技术、加工工艺等多个环节影响，是我国中医药管理的重点和难点。多数中药材规模化种植历史不超过30年，所积累的生产经验和研究资料严重不足。中药材科学种植还需要大量的研究和长期的实践。

中药材质量上存在特殊性，不能单纯考虑产量问题，不能简单复制农业经验。中药材生产必须强调道地药材，需要优良的品种遗传，特定的生态环境条件和适宜的栽培加工技术。为了推动中药材生产现代化，我与我的团队承担了农业部现代农业产业技术体系"中药材产业技术体系"建设任务。结合国家中医

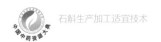

药管理局建立的全国中药资源动态监测体系，致力于收集、整理中药材生产加工适宜技术。这些适宜技术限于信息沟通渠道闭塞，并未能得到很好的推广和应用。

本丛书在第四次全国中药资源普查试点工作的基础下，历时三年，从药用资源分布、栽培技术、特色适宜技术、药材质量、现代应用与研究五个方面系统收集、整理了近百个品种全国范围内二十年来的生产加工适宜技术。这些适宜技术多源于基层，简单实用、被老百姓广泛接受，且经过长期实践、能够充分利用土地或其他资源。一些适宜技术尤其适用于经济欠发达的偏远地区和生态脆弱区的中药材栽培，这些地方农民收入来源较少，适宜技术推广有助于该地区实现精准扶贫。一些适宜技术提供了中药材生产的机械化解决方案，或者解决珍稀濒危资源繁育问题，为中药资源绿色可持续发展提供技术支持。

本套丛书以品种分册，参与编写的作者均为第四次全国中药资源普查中各省中药原料质量监测和技术服务中心的主任或一线专家、具有丰富种植经验的中药农业专家。在编写过程中，专家们查阅大量文献资料结合普查及自身经验，几经会议讨论，数易其稿。书稿完成后，我们又组织药用植物专家、农学家对书中所涉及植物分类检索表、农业病虫害及用药等内容进行审核确定，最终形成《中药材生产加工适宜技术》系列丛书。

在此，感谢各承担单位和审稿专家严谨、认真的工作，使得本套丛书最终付梓。希望本套丛书的出版，能对正在进行中药农业生产的地区及从业人员，有一些切实的参考价值；对规范和建立统一的中药材种植、采收、加工及检验的质量标准有一点实际的推动。

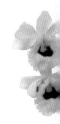

2017年11月24日

3

前　言

本书是国家出版基金项目《中药材生产加工适宜技术丛书》的石斛分册，是在编写委员会具体指导下，组织长期从事石斛研究与产业开发的一线专业人员编写的。旨在通过对道地药材霍山石斛的种植规范及采收加工技术系统总结整理，并拓展至铁皮石斛、细茎石斛等石斛的规范种植与加工，为从事石斛绿色种植和加工的企业与农户（药农）提供指导，为从事石斛研究与开发的科技人员提供参考，推动石斛规范化种植，促进石斛资源开发利用与精准扶贫的有效融合。

全书共分六章。第一章概述由陈乃富、韩邦兴编写，主要介绍石斛的基本情况；第二章石斛药用资源由宋向文、戴军、赵群编写，主要介绍石斛的形态特征、分类检索、生物学特性、地理分布、生态适宜分布区域与适宜种植区域；第三章石斛栽培技术由陈乃富、戴军、姚厚军编写，主要以霍山石斛为例，介绍了种子种苗生产、人工设施栽培技术、林下种植（仿野生栽培）技术。并在此基础上简单介绍了铁皮石斛、细茎石斛、金钗石斛、流苏石斛、鼓槌石斛等石斛栽培技术；第四章石斛特色适宜技术由张莉、姚厚军、张珍林编写，主要介绍石斛枫斗加工技术、石斛叶与花加工技术及石斛其他特色栽培技术；第五章石斛药材质量评价由韩邦兴、陈乃东、戴军编写，主要介绍石斛本草考证与道地沿革、石斛药用性状与鉴别、石斛药材质量评价；第六章石斛现代研究与应用由陈乃东、陈存武、邓辉编写，主要介绍石斛化学成分、药理

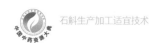

作用及应用。全书由陈乃富、韩邦兴统稿。

本书编写遵循"科学、规范、实用、适用"原则，参考《中华人民共和国药典》（2015年版）、《中国植物志》、发布实施的相关标准及相关专著论文，在整理编写中突出其科学性并兼顾系统性；结合编者的长期研究与实践经验，凝炼总结出规范实用的石斛栽培技术与加工技术；在规范的前提下，编写的语言上尽可能通俗易懂，能让一般石斛生产与加工的从业人员读懂、掌握其技术要领，并用于指导实际生产。同时，供专业从事石斛研究和产业开发的科技人员阅读、参考。本书编写过程中得到总主编中国中医科学院黄璐琦院士的指导，郭兰萍研究员也给予了具体的编写意见和建议；安徽中医药大学王德群教授、彭华胜教授和中国科学院植物研究所罗毅波研究员、安徽农业大学林毅、汪维云教授及相关企业给予了支持和帮助，在此一并表示感谢。

由于编者水平有限，难免有不妥之处，敬请指正。

编者

2017年4月

目　录

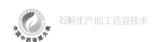

第1章

概　述

石斛属 *Dendrobium* 隶属于兰科 Orohidaceae，全世界约1000种，广泛分布于亚洲热带和亚热带地区至大洋洲。我国有74种2变种，产秦岭以南诸省区，尤其云南南部为多。本属国产种类中具细茎而花小的类群，如细茎石斛 *Dendrobium moniliforme* （L.）Sw.、铁皮石斛 *D. officinale* Kimura et Migo、梳唇石斛 *D. strongylanthum* Rchb. f.、美花石斛 *D. loddigesii* Rolfe、钩状石斛 *D. aduncum* Lindl.、霍山石斛 *D. huoshanense* C. Z. Tang et S. J. Cheng 等是中药"石斛"的原植物；茎粗而花大的种类均可作花卉供观赏。野生石斛属植物是国家重点二级保护珍稀濒危植物，禁止采集和销售。

《中国药典》（2015年版）列出了"石斛""铁皮石斛"两个条目。"石斛"包括兰科植物金钗石斛 *D. nobile* Lindl.、鼓槌石斛 *D. chrgsotoxum* Lindl.，或流苏石斛 *D. fimbriatum* Hook. 的栽培品及其同属植物近似种的新鲜或干燥茎。性甘，微寒。归胃、肾经。益胃生津，滋阴清热。用于热病津伤，口干烦渴，胃阴不足，食少干呕，病后虚热不退，阴虚火旺，骨蒸劳热，目暗不明，筋骨痿软。"铁皮石斛"为兰科植物铁皮石斛 *D. officinale* Kimura et Migo 的干燥茎，性甘，微寒。归胃、肾经。益胃生津，滋阴清热。用于热病津伤，口干烦渴，胃阴不足，食少干呕，病后虚热不退，阴虚火旺，骨蒸劳热，目暗不明，筋骨痿软。

现代研究表明，霍山石斛、铁皮石斛、细茎石斛（铜皮石斛）等不仅具有很高的药用价值，更是具有很高的保健养生价值。随着人们对健康的追求，养生产品越来越受到人们青睐，对霍山石斛、铁皮石斛、细茎石斛（铜皮石斛）养生产品的需求越来越大。因此，石斛的人工种植面积也越来越大，近几年铁皮石斛的种植规模逐年增大，全国已达数万亩面积。

霍山石斛分布于大别山区的安徽霍山、金寨、岳西、舒城，湖北英山等县。《名医别录》记载霍山石斛"生六安山谷水旁石上"。霍山石斛具益精强阴、生津止渴、养胃清热之功，长于润喉清音。名医张山雷："老人虚人，而不宜太寒者，则霍山石斛最佳。"现代研究表明霍山石斛具有增强免疫力，抗衰老，消除疲劳，明目，恢复嗓音，抗肝纤维化作用（图1-1）。

"如果说世界上有什么仙草的话，我们认为应当是石斛，尽管铁皮石斛现已被公认为是一种具有特殊作用和疗效的中药，但是铁皮石斛与霍山石斛相比，仍然首推

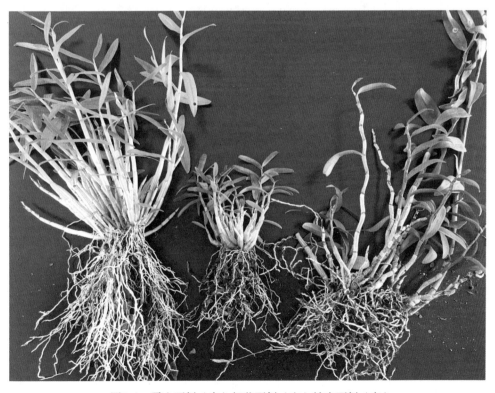

图1-1　霍山石斛（中）细茎石斛（左）铁皮石斛（右）

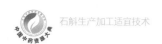

霍山石斛。"由于霍山石斛野生资源濒临枯竭,已被列为世界自然保护联盟红色名录极危物种、中国物种红色名录极危物种。因此,霍山石斛具有极高的科学研究价值、独特的药用和养生价值及巨大的开发利用前景。

霍山石斛经过30多年的发展,人工种植面积逐年扩大,尤其近几年进入快速发展阶段,目前霍山、金寨种植面积已达5000亩。皖西学院、安徽农业大学、安徽中医药大学等从20世纪80年代开始霍山石斛基础研究和产业化研究。安徽农业大学在霍山石斛的野生改家种、安徽中医药大学在霍山石斛资源分布等方面做出了突出成绩。皖西学院十几年来针对霍山石斛产业发展存在的问题,一直致力于霍山石斛产业化关键技术研发工作,突破了霍山石斛种苗大规模组培快繁技术,建立了霍山石斛栽培技术体系。依托皖西学院的"安徽省石斛产业化开发协同创新中心"(以下简称:协同中心),是全国唯一一家专门从事石斛产业化开发的协同中心。协同中心汇集各方人才,围绕石斛的"种质资源与品种选育""产业化栽培与产品深加工""质量控制与标准化"三大任务,协同开展产业化开发,取得丰硕研究成果。选育了霍山石斛新品种,建立了霍山石斛野生资源保护基地和霍山石斛标准化栽培技术体系,深入研究了霍山石斛的药理药效,开发了系列产品,探明了环境条件对霍山石斛品质的影响,构建了全新的霍山石斛仿野生种植技术体系和产品检测鉴定技术体系,研制了多项技术标准,构建了霍山石斛标准化综合体,形成了《霍山石斛产业化栽培关键技术研究与示范》《霍山石斛标准化栽培研究与示范》两项省级成果,并成功应用于霍山石斛产业开发的实践中,有力促进了霍山石斛产业的健康发展。同时,

也带动了铁皮石斛、细茎石斛的人工种植。因此，本书以霍山石斛为重点，介绍石

斛类药材的生产加工适宜技术。

参考文献

［1］中国植物志编辑委员会. 中国植物志：第19卷［M］. 北京：科学出版社，1999.

［2］国家药典委员会. 中华人民共和国药典：一部［M］. 北京：中国医药科技出版社，2015.

［3］斯金平，俞巧仙，宋仙水，等. 铁皮石斛优质高效栽培技术［M］. 北京：中国农业出版社，2014.

［4］包雪声，顺庆生，周根余，等. 中华仙草之最：霍山石斛［M］. 上海：上海科学技术文献出版社，2003.

［5］汪松，解焱. 中国物种红色名录：第一卷，红色名录［M］. 北京：高等教育出版社，2004.

［6］李耀亭，陈乃富，邓辉，等. 霍山石斛产业化发展的问题与对策［J］. 生物学杂志，2009，26（2）：
　　　67-69.

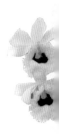

第2章

石斛药用资源

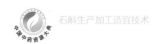
一、形态特征及分类检索

（一）形态特征

1. 石斛属的形态特征

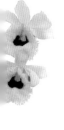

附生草本。茎丛生，直立或下垂，圆柱形或扁三棱形，不分枝或少数分枝，具少数或多数节，有时1至数个节间膨大成各种形状，肉质或质地较硬，具少数至多数叶。叶互生，扁平，圆柱状或两侧压扁，先端不裂或2浅裂，基部有关节和通常具抱茎的鞘。总状花序或有时伞形花序，直立，斜出或下垂，生于茎的中部以上的节上，具少数至多数花，少有退化为单朵花；花小至大，通常开展；萼片近相似，离生；侧萼片宽阔的基部着生在蕊柱足上，与唇瓣基部共同形成萼囊；花瓣比萼片狭或宽；唇瓣着生于蕊柱足末端，3裂或不裂，基部收狭为短爪或无爪，有时具距；蕊柱粗短，顶端两侧各具1枚蕊柱齿，基部具蕊柱足；蕊喙很小；花粉团蜡质，卵形或长圆形，4个，离生，每2个为1对，几无附属物。

本属国产种类中细茎而花小的类群，如霍山石斛、铁皮石斛、细茎石斛、金钗石斛、流苏石斛、鼓槌石斛等是中药石斛的基原植物；茎粗而花大的类群均可作为观赏花卉。

2. 霍山石斛的形态特征

茎直立，肉质，长3～9cm，从基部上方向上逐渐变细，基部上方粗3～18mm，不分枝，具3～7节，节间长3～8mm，淡黄绿色，有时带淡紫红色斑点，干后淡黄色。叶革质，2～3枚互生于茎的上部，斜出，舌状长圆形，长9～21mm，宽

5～7mm，先端钝并且微凹，基部具抱茎的鞘；叶鞘膜质，宿存。总状花序1～3

个，从落了叶的老茎上部发出，具1～2朵花；花序柄长2～3mm，基部被1～2枚鞘；

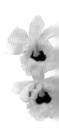

鞘纸质，卵状披针形，长3～4mm，先端锐尖；花苞片浅白色带栗色，卵形，长

3～4mm，先端锐尖；花梗和子房浅黄绿色，长2～27mm；花淡黄绿色，开展；中

萼片卵状披针形，长12～14mm，宽4～5mm，先端钝，具五条脉；侧萼片镰状披针

形，长12～14mm，宽5～7mm，先端钝，基部歪斜；萼囊近矩形，长5～7mm，末

端近圆形；花瓣卵状长圆形，通常长12～15mm，宽6～7mm，先端钝，具5条脉；唇

瓣近菱形，长和宽约相等为10～15mm，基部楔形并且具1个胼胝体，上部稍3裂，两

侧裂片之间密生短毛，近基部处密生长白毛；中裂片半圆状三角形，先端近钝尖，基

部密生长白毛并且具1个黄色横椭圆形的斑块；蕊柱淡绿色，长约4mm，具长7mm的

蕊柱足；蕊柱足基部黄色，密生长白毛，两侧偶具齿突；药帽绿白色，近半球形，长

1.5mm，顶端微凹。花期5月。霍山石斛民间俗称"米斛"。生于山谷岩石上（图2-1）。

本种与细茎石斛相近，区别在于本种茎较短，在基部上方肿胀，然后向上逐渐

变细，唇瓣中裂片半圆状三角形，易于

区别（图2-2）。

3. 铁皮石斛的形态特征

茎直立，圆柱形，长9～35cm，粗

2～4mm，不分枝，具多节，节间长

13～17mm，常在中部以上互生3～5枚

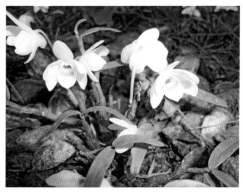

图2-1　霍山石斛花

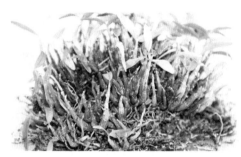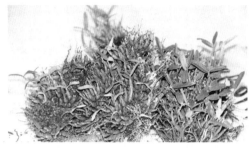

图2-2　野生霍山石斛

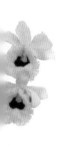

叶；叶二列，纸质，长圆状披针形，长3～4（～7）cm，宽9～11（～15）mm，先端钝并且多少钩转，基部下延为抱茎的鞘，边缘和中肋常带淡紫色；叶鞘常具紫斑，老时其上缘与茎松离而张开，并且与节留下1个环状铁青的间隙。总状花序常从落了叶的老茎上部发出，具2～3朵花；花序柄长5～10mm，基部具2～3枚短鞘；花序轴回折状弯曲，长2～4cm；花苞片干膜质，浅白色，卵形，长5～7mm，先端稍钝；花梗和子房长2～2.5cm；萼片和花瓣黄绿色，近相似，长圆状披针形，长约18mm，宽4～5mm，先端锐尖，具5条脉；侧萼片基部较宽阔，宽约10mm；萼囊圆锥形，长约5mm，末端圆形；唇瓣白色，基部具1个绿色或黄色的胼胝体，卵状披针形，比萼片稍短，中部反折，先端急尖，不裂或不明显3裂，中部以下两侧具紫红色条纹，边缘多少波状；唇盘密布细乳突状的毛，并且在中部以上具1个紫红色斑块；蕊柱黄绿色，长约3mm，先端两侧各具1个紫点；蕊柱足黄绿色带紫红色条纹，疏生毛；药帽白色，长卵状三角形，长约2.3mm，顶端近锐尖并且2裂。花期3～6月（图2-3和图2-4）。

生于山谷半阴湿岩石上。

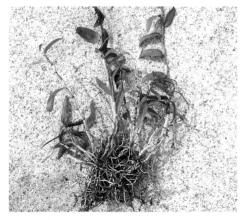

图2-3　铁皮石斛

图2-4　铁皮石斛花

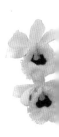

4. 细茎石斛的形态特征

茎直立，细圆柱形，通常长10～20cm，或更长，粗3～5mm，具多节，节间长2～4cm，干后金黄色或黄色带深灰色。叶数枚，二列，常互生于茎的中部以上，披针形或长圆形，长3～4.5cm，宽5～10mm，先端钝并且稍不等侧2裂，基部下延为抱茎的鞘；总状花序2至数个，生于茎中部以上具叶和落了叶的老茎上，通常具1～3花；花序柄长3～5mm；花苞片干膜质，浅白色带褐色斑块，卵形，长3～4（～8）mm，宽2～3mm，先端钝；花梗和子房纤细，长1～2.5cm；花黄绿色、白色或白色带淡紫红色，有时芳香；萼片和花瓣相似，卵状长圆形或卵状披针形，长（1～）1.3～1.7（～2.3）cm，宽（1.5～）3～4（～8）mm，先端锐尖或钝，具5条脉；侧萼片基部歪斜而贴生于蕊柱足；萼囊圆锥形，长4～5mm，宽约5mm，末端钝；花瓣通常比萼片稍宽；唇瓣白色、淡黄绿色或绿白色，带淡褐色或紫红色至浅黄色斑块，整体轮廓卵状披针形，比萼片稍短，基部楔形，3裂；侧裂片半圆形，直立，围抱蕊柱，边缘全缘或具不规则齿；中裂片卵

11

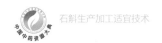

状披针形，先端锐尖或稍钝，全缘，无毛；唇盘在两侧裂片之间密布短柔毛，基部常具1个椭圆形胼胝体，近中裂片基部通常具1个紫红色、淡褐色或浅黄色的斑块；蕊柱白色，药帽白色或淡黄色，圆锥形，顶端不裂，有时被细乳突；蕊柱足基部常具紫红色条纹，无毛或有时具毛。花期通常3～5月。细茎石斛亦称铜皮石斛。生于阔叶林中树干或山谷岩壁上。本种可能是多型性的广布种。植株的大小，花的颜色，尤其唇瓣的形状和唇盘的结构因地区不同而有变化（图2-5和图2-6）。

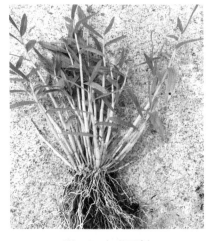

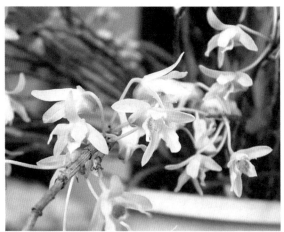

图2-5　细茎石斛　　　　　　　　　图2-6　细茎石斛花

5. 金钗石斛的形态特征

茎直立，肉质状肥厚，稍扁的圆柱形，长10～60cm，粗达1.3cm，上部多少回折状弯曲，基部明显收狭，不分枝，具多节，节有时稍肿大；节间多少呈倒圆锥形，长2～4cm，干后金黄色。叶革质，长圆形，长6～11cm，宽1～3cm，先端钝并且不等侧2裂，基部具抱茎的鞘。总状花序从具叶或落了叶的老茎中部以上部分发出，长2～4cm，具1～4朵花；花序柄长5～15mm，基部被数枚筒状鞘；花苞片膜质，卵状披针形，长6～13mm，先端渐尖；花梗和子房淡紫色，长3～6mm；花大，白色带淡紫色先端，有时全体淡紫红色或除唇盘上具1个紫红色斑块外，其余均为白色；中萼片长圆形，长2.5～3.5cm，宽1～1.4cm，先端钝，具5条脉；侧萼片相似于中萼片，先端锐尖，基部歪斜，具5条脉；萼囊圆锥形，长6mm；花瓣多少斜宽卵形，长2.5～3.5cm，宽1.8～2.5cm，先端钝，基部具短爪，全缘，具3条主脉和许多支脉；唇瓣宽卵形，长2.5～3.5cm，宽2.2～3.2cm，先端钝，基部两侧具紫红色条纹并且收狭为短爪，中部以下两侧围抱蕊柱，边缘具短的睫毛，两面密布短绒毛，唇盘中央具1个紫红色大斑块；蕊柱绿色，长5mm，基部稍扩大，具绿色的蕊柱足；药帽紫红色，圆锥形，密布细乳突，前端边缘具不整齐的尖齿。花期4～5月（图2-7和图2-8）。

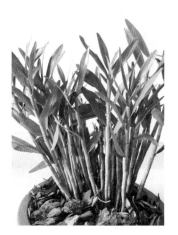

图2-7 金钗石斛

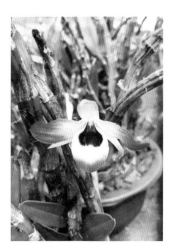

图2-8 金钗石斛花

生于海拔480～1700m的山地林中树干上或山谷岩石上。

6. 流苏石斛的形态特征

茎粗壮，斜立或下垂，质地硬，圆柱形或有时基部上方稍呈纺锤形，长50～100cm，粗8～12（～20）mm，不分枝，具多数节，干后淡黄色或淡黄褐色，节间长3.5～4.8cm，具多数纵槽。叶二列，革质，长圆形或长圆状披针形，长

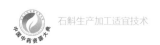

8～15.5cm，宽2～3.6cm，先端急尖，有时稍2裂，基部具紧抱于茎的革质鞘。总状花序长5～15cm，疏生6～12朵花；花序轴较细，多少弯曲；花序柄长2～4cm，基部被数枚套叠的鞘；鞘膜质，筒状，位于基部的最短，长约3mm，顶端的最长，达1cm；花苞片膜质，卵状三角形，长3～5mm，先端锐尖；花梗和子房浅绿色，长2.5～3cm；花金黄色，质地薄，开展，稍具香气；中萼片长圆形，长1.3～1.8cm，宽6～8mm，先端钝，边缘全缘，具5条脉；萼囊近圆形，长约3mm；花瓣长圆状椭圆形，长1.2～1.9cm，宽7～10mm，先端钝，边缘微啮蚀状，具5条脉；唇瓣比萼片和花瓣的颜色深，近圆形，长15～20mm，基部两侧具紫红色条纹并且收狭为长约3mm的爪，边缘具复流苏，唇盘具1个新月形横生的深紫色斑块，上面密生短绒毛；蕊柱黄色，长约2mm，具长约4mm的蕊柱足；药帽黄色，圆锥形，光滑，前端边缘具细齿。花期4～6月（图2-9）。

生于海拔600～1700m密林中树干上或山谷阴湿岩石上。

7. 鼓槌石斛的形态特征

茎直立，肉质，纺锤形，长6～30cm，中部粗1.5～5cm，具2～5节间，具多数圆钝的条棱，干后金黄色，近顶端具2～5枚叶。叶革质，长圆形，长达19cm，宽

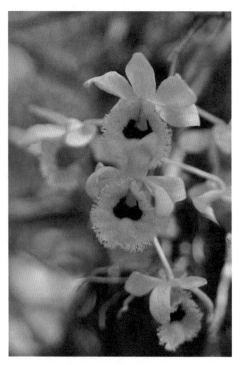

图2-9　流苏石斛

2～3.5cm或更宽，先端急尖而钩转，基部收狭，但不下延为抱茎的鞘。总状花序近

茎顶端发出，斜出或稍下垂，长达20cm；花序轴粗壮，疏生多数花；花序柄基部具

4～5枚鞘；花苞片小，膜质，卵状披针形，长2～3mm，先端急尖；花梗和子房黄

色，长达5cm；花质地厚，金黄色，稍带香气；中萼片长圆形，长1.2～2cm，中部

宽5～9mm，先端稍钝，具7条脉；侧萼片与中萼片近等大；萼囊近球形，宽约4mm；

花瓣倒卵形，等长于中萼片，宽约为萼片的2倍，先端近圆形，具约10条脉；唇瓣的

颜色比萼片和花瓣深，近肾状圆形，

长约2cm，宽2.3cm，先端浅2裂，基

部两侧多少具红色条纹，边缘波状，

上面密被短绒毛；唇盘通常隆起，

有时具栗色斑块；蕊柱长约5mm；

药帽淡黄色，尖塔状。花期3～5月

（图2-10）。

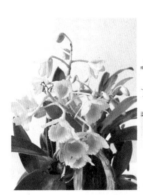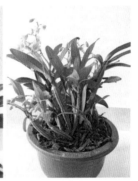

图2-10　鼓槌石斛

生于海拔520～1620m，阳光充足的常绿阔叶林中树干或疏林下岩石上。

（二）检索表

六种药用石斛分类检索表

1 叶基部不下延为抱茎的鞘 ······················· **鼓槌石斛 *Dendrobium chrysotoxum* Lindl.**

1 叶基部下延为抱茎的鞘。

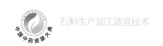

2 萼片和花瓣淡黄色、奶黄色至金黄色 ········· 流苏石斛 *Dendrobium fimbriatum* Hook.

2 萼片和花瓣紫红色、白色或淡黄绿色。

　3 茎下部常狭窄，向上变宽呈压扁的圆柱形 ······ 金钗石斛 *Dendrobium nobile* Lindl.

　3 茎上下一致的圆柱形（但霍山石斛常下部较粗，向上逐渐变细）。

　　4 花苞片无赤褐色斑块 ·············· 铁皮石斛 *Dendrobium officinale* Kimura et Migo

　　4 花苞片在基部或近中部具横生的赤褐色斑块。

　　　5 茎上下一致的圆柱形 ················ 细茎石斛 *Dendrobium moniliforme* (L.) Sw.

　　　5 茎通常下半部较粗壮 ········· 霍山石斛 *Dendrobium huoshanense* C. Z. Tang et S. J. Cheng

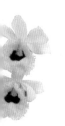

二、生物学特性

（一）生态习性

生长环境：石斛属植物为附生植物，常附生于树干、枝、叉及林下有苔藓的岩石上，呈群聚分布，生境独特，对小气候环境要求十分严格。多生于温凉（5～28℃）高湿（70%～95%）的阴坡、半阴坡微酸性岩层峭壁上，群聚分布，上有林木侧方遮阴，下有溪沟水源，冬春季节稍耐干旱，但严重缺水时常叶片落尽，裸茎渡过不良环境，到温暖季节重新萌发枝叶。强光照下叶片易变黄脱落，茎干变红。常与地衣、苔藓植物以及抱石莲、伏石蕨、卷柏、石豆兰等混生。

营养吸收：石斛属植物以其密集的须根系附着于石壁砂砾上吸收岩层水分和养料，裸露空中的须根则从空气中的雾气、露水吸收水分，依靠自身叶绿素进行光合作用。因此，石斛受小气候环境中水分，尤其是空气湿度的严格限制，适宜生长地域极为狭窄。

（二）生长发育规律

物候期：石斛属植物为多年生草本。以霍山石斛为例：茎一般生活期为三年，野生状态下多采用无性繁殖。通常一枝母茎能发1～3个新苗。清明节前后，当温度在13～15℃时，二年生的茎的基部腋芽萌发形成幼苗。随着幼苗的生长，新茎上部发出新叶，新茎基部发出数条不定根，伸长并逐渐紧固到附着物上。立秋后，当年形成的茎，根停止生长但是叶不落，其基部节中腋芽显现，而二年生茎的顶端形成花芽，叶片全脱落。次年，上年形成的新茎基部腋芽在春季再长出新芽，而第三年茎在5月上旬，茎上部的花芽形成花1～3朵，淡黄略带绿色，肉质，有香气。蒴果于10月上旬至翌年2月陆续成熟（图2-11）。

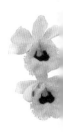

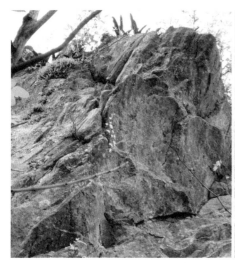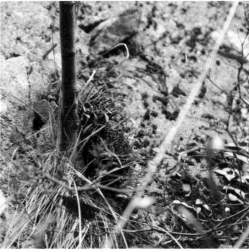

图2-11　野生霍山石斛生境

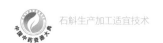

生长节律与生态因子关系：以霍山石斛为例：霍山石斛新茎的生长集中在3月下旬至8月份，生长期150天左右，全年只有一个生长高峰期，全年生长的年积温2070℃，生长最适温度为20℃。霍山石斛生长光强一般为2000～20 000lx，不宜在光强大于30 000lx的环境中生长。

（三）生殖生长特性

石斛以虫媒授粉，能进行自花授粉和异花授粉，具有自交亲和、能自然结实的特性。霍山石斛的花是雌雄同株的，雄蕊、雌蕊合生于蕊柱上。蕊柱的先端有偏圆形的花粉帽一个，花粉帽里着生花粉块，柱头长而凹形，有黏液，生于雄蕊下面。当蜂、蝶或其他昆虫钻入花朵觅食而触动蕊柱先端的花粉帽时，该花粉帽就会脱落，而露出花粉块，这些花粉有时会粘落在虫媒身上，携带花粉的虫媒有时把花粉授予原来花朵的柱头上，有时飞到其他花朵上授予其他花朵柱头。但是，若没有外力帮助，花粉帽一般是不会自动脱落的，在这种情况下，该花的花粉就一直保存在花粉帽里面而不起作用。授粉一般在花开的1～3天内完成，为提高子代的活力，应执行"异花、异株授粉"的原则。若人为地将花粉帽揭去而不触动花粉块，其雄蕊也会在大约24小时内慢慢把花粉送入雌蕊柱头，完成自花授粉。授粉完成后的花蕊柱裂口会在24～48小时内完成闭合，此间雌蕊就有可能接受多朵花的花粉，形成杂交品种。石斛属植物的果实为蒴果，霍山石斛茎端一般有1～3朵花，结1～3枚蒴果，三棱状，每枚蒴果内含100 000～300 000粒种子，种子细小，无胚乳，淡黄色，蒴果开裂后种子随机散出，由于自身缺乏营养供给，自然条件下的种子萌发率极低，自然萌发的种苗生长很慢，一般要2～3年才能达到茎高2～3cm，叶5～6片，而利用组培技术可以在6～8个月内达到这一高度。

三、地理分布

（一）石斛属植物的地理分布

广泛分布于亚洲热带和亚热带地区至大洋洲。中国分布于秦岭以南诸省区，尤以云南南部为多。安徽省主要分布于大别山区和皖南山区。

（二）霍山石斛等六种石斛在中国的地理分布

霍山石斛：分布安徽西南部（霍山）、河南西南部（南召）。

铁皮石斛：分布安徽西南部（大别山）、浙江东部（鄞州、天台、仙居）、福建西部（宁化）、广西西北部（天峨）、四川、云南东南部（石屏、文山、麻栗坡、西畴）。

细茎石斛：分布安徽西南部（大别山）、陕西南部（宁陕）、甘肃南部（康县）、浙江北部（武康）、江西西南部至北部（安福、庐山、遂川、大余）、福建北部（顺昌、崇安）、台湾（台北、花莲、台中、南投、嘉义、台东）、河南、湖南（新宁、安化、石门、桃源、衡山、浏阳）、广东北部和西南部（乐昌、信宜、南雄、阳山、乳源）、广西西北部至东北部（龙胜、全州、资源、平乐、隆林、永福、金秀）、贵州东南部至东北部（凯里、江口、雷公山）、四川南部（峨眉山市、雷波）、云南东南部至西北部（屏边、金平、文山、景东、耿马、漾濞、丽江、泸水、贡山）。

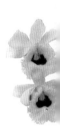

金钗石斛：分布台湾、湖北南部（宜昌）、香港、海南（白沙）、广西西部至东

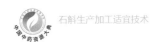

北部（百色、平南、兴安、金秀、靖西）、四川南部（长宁、峨眉山、乐山）、贵州西南部至北部（赤水、习水、罗甸、兴义、三都）、云南东南部至西北部（富民、石屏、沧源、勐腊、勐海、思茅、怒江河谷、贡山）、西藏东南部（墨脱）。

流苏石斛：分布广西南部至西北部（天峨、凌云、田林、龙州、天等、隆林、东兰、武鸣、靖西、南丹）、贵州南部至西南部（罗甸、兴义、独山）、云南东南部至西南部（西畴、蒙自、石屏、富民、思茅、勐海、沧源、镇康）。

鼓槌石斛：分布云南南部至西部（石屏、景谷、思茅、勐腊、景洪、耿马、镇康、沧源）。

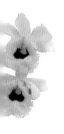

（三）资源变迁

1. 本草变迁

本草中石斛有广义和狭义之分，早期所用石斛其实是一个广义的概念，其中包括石斛属植物和其近缘属两大类。近缘属主要包括石豆兰属 *Bulbophyllum*、金石斛属 *Flickingeria* 和石仙桃属 *Pholidota*，植物以麦斛 *Bulbophyllum inconspicuum* Maxim. 为主；而石斛属植物根据其附生基质不同，又可分为石斛和木斛。而狭义的石斛有时是指以石头为附生基质的石斛，有时是指霍山石斛、铁皮石斛、金钗石斛等某一特定种。自药典收录以来，其对石斛的来源均表述不清楚，药典中大部分药材的来源都是具体的某个种或某些种，其概念是非常清晰而明确的，但石斛来源于兰科石斛属植物金钗石斛、鼓槌石斛，或流苏石斛的栽培品及其同属植物近似种的新鲜或干燥的茎，其中"同属植物近似种"是一个模糊的概念。究其原因，是因为古代本草中石斛的广义概念，就是表述不清晰的，它是指来源于石斛属及其近缘属的多种植物均可做石斛用。该观点与药典石斛来源不清晰是相对应的。此外，历代本草中石斛有时又是一个狭义的概念，其包括霍山石斛、铁皮石斛或金钗石斛等。目前市场上，铁皮石斛和霍山石斛占主要的比例。从《中国药典》（2010年版）开始，铁皮石斛就以单条目形式被收载。霍山石斛作为石斛的道地药材，希望能够早日被药典收录。

2. 药典变迁

石斛作为常用中药被药典收载，始于《中国药典》（1963年版），以后各版药典均有收载，但所载基原多有变化。

《中国药典》（1963年版）："兰科石斛属植物的新鲜或干燥茎"，其并未指明为哪种石斛，而是石斛属植物均可药用。

其后《中国药典》（1977、1985、1990、1995、2000年版）均载："兰科植物环草石斛、黄草石斛、马鞭石斛、金钗石斛、铁皮石斛的新鲜或干燥茎"，将以上五种石斛作为中药石斛的基原植物，其他石斛属植物未被收载。

《中国药典》（2005年版）："兰科植物金钗石斛、铁皮石斛、马鞭石斛及其近似种的新鲜或干燥茎。"从其描述"近似种"可知，石斛类皆可入药。

《中国药典》（2010、2015年版）："兰科植物金钗石斛、鼓槌石斛、流苏石斛的栽培品及其同属植物近似种的新鲜或干燥茎。"铁皮石斛从《中国药典》（2010年版）单独为条进行收载。从"同属植物近似种"可知，石斛属植物皆可入药，并不具体

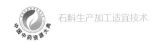

指某种石斛。

从《中国药典》收载石斛基原变化可知，金钗石斛、铁皮石斛一直是各版药典明确收载品种，其他石斛属植物，在不同时期均有变化，但都可做石斛入药。

3. 药材变迁

（1）鲜石斛　鲜石斛是石斛的鲜品。兰科石斛属在中国就有70多种，虽然不是全部入药，但供药用（包括地方习用品）多达20种。这些品种有石生、木生之分，粗细、长短之分，扁形、圆形之分，软性、硬性之分，干货、鲜货之分，味甘、味苦之分，产多、产少之分。鲜石斛在20世纪50年代以前比较常用，许多药店备有鲜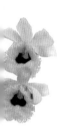货。1957年全国鲜货曾收200t。60年代以后，产量一度减少，同时经营鲜货的措施又没有跟上，货源时断时续，久而久之，医生改用干货，鲜货用量逐渐减少。至70年代后，许多药店不备鲜货，医生处方也就不开鲜货，后来慢慢被淡忘。古医书记载"鲜斛清热生津，力量尤伟"是一味名药，弃之不用，实在可惜。近年随着组培快繁技术的发展，石斛栽培面积逐年增加，并且保鲜技术也十分成熟，使得鲜石斛重新被人们关注。

（2）枫斗　枫斗是少数优质石斛的加工品，许多地区习称为耳环石斛。加工枫斗主要的原料是铁皮石斛，其特征为茎基粗，条短而肥，色深绿而鲜，黏液稠厚味微甜。滋阴清热功效强劲，是众多石斛中的佼佼者。因生境独特，产量很少，价格昂贵。20世纪50年代后，国内知者不多，国外十分畅销，主要销售给东南亚国家。但正宗的铁皮石斛资源越来越少，加工枫斗的数量锐减，用其他种代替屡见不鲜。正宗的铁皮枫斗，20世纪50年代估计干货年产量300～500kg。60～70年代产量更少，国内市场几乎不见。70年代后期至80年代初，随着农村政策的变化，劳动力富余，浙江乐清等地又有一批经营枫斗专业人员，深入至云南、广西、甚至边境地区，组织专业队采挖、加工，年产量一度超过50年代。可是，野生的铁皮石斛，生境特殊，自然更新更慢，经不起连年采挖，铁皮枫斗又成稀有商品。为了满足市场，经营者采集和铁皮石斛类似的其他种类石斛，加工成枫斗。近年随着组培快繁技术的发展，铁皮石斛栽培面积在安徽、浙江、云南逐年增加，使得铁皮枫斗产量逐年增加。

（3）黄草　加工成干燥的石斛，主要为圆形石斛，商品称"黄草"。黄草因为是干货，保管方便，产销量大，是石斛中主流商品。是滋阴除热，生津止渴要药。石斛的资源主要分布在四川、云南、贵州及广西地区。种源繁多，商品复杂，分类、鉴定相当困难，收购、经营都需要一定知识。20世纪50年代的石斛主产地为广西百色、桂林、四川乐山。产品统称川石斛或黄草。当时年销量全国150～200t。主产区广西，1957年曾收购410t。有部分地区习用鲜金石斛。石斛正常的年销量，干货500～600t。问题是现在的产品都是条长、粗壮的大黄草，没有优质的细黄草，应该积极发展细茎石斛等优质品。

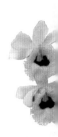

（4）环草　环草石斛实际上是石斛属众多品种中茎细、体软、植株比较小的石斛。它的使用与黄草石斛相同。其中好几个种，仅以粗细、长短、弯曲、软硬作为环草与黄草的分界线。但环草要求茎细、体结、质柔、味甘、黏液多为标准。它与

23

一般黄草茎粗、体松、质硬、味淡或苦、黏液少有区别。从商品角度说，环草是黄草的一个规格，是优质品。其产销量附属于黄草，但数量上不能与一般黄草相比，仅占黄草百分之几。多数地区称为细黄草或小黄草，环草之名已逐渐淡化。

四、生态适宜分布区域与适宜种植区域

（一）霍山石斛等六种石斛生态适宜分布区域

霍山石斛：分布安徽（霍山）、河南（南召）。

铁皮石斛：分布安徽（大别山）、浙江（鄞州区、天台、仙居）、福建（宁化）、广西（天峨）、四川、云南（石屏、文山、麻栗坡、西畴）。

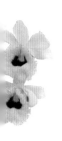

细茎石斛：分布安徽（大别山）、陕西（宁陕）、甘肃（康县）、浙江（武康）、江西（安福、庐山、遂川、大余）、福建（顺昌、崇安）、台湾（台北、花莲、台中、南投、嘉义、台东）、河南、湖南（新宁、安化、石门、桃源、衡山、浏阳）、广东（乐昌、信宜、南雄、阳山、乳源）、广西（龙胜、全州、资源、平乐、隆林、永福、金秀）、贵州（凯里、江口、雷公山）、四川（峨眉山、雷波）、云南（屏边、金平、文山、景东、耿马、漾濞、丽江、泸水、贡山）。

金钗石斛：分布台湾、湖北（宜昌）、香港、海南（白沙）、广西（百色、平南、兴安、金秀、靖西）、四川（长宁、峨眉山、乐山）、贵州（赤水、习水、罗甸、兴义、三都）、云南（富民、石屏、沧源、勐腊、勐海、思茅、怒江河谷、贡山）、西藏（墨脱）。

流苏石斛：分布广西（天峨、凌云、田林、龙州、天等、隆林、东兰、武鸣、靖西、南丹）、贵州（罗甸、兴义、独山）、云南（西畴、蒙自、石屏、富民、思茅、勐海、沧源、镇康）。

鼓槌石斛：分布云南（石屏、景谷、思茅、勐腊、景洪、耿马、镇康、沧源）。

（二）霍山石斛等六种石斛生态适宜种植区域

霍山石斛：分布安徽（霍山、金寨、岳西）、湖北（英山）。

铁皮石斛：分布安徽（霍山、休宁、南陵、太湖）、浙江（乐清、天台、仙居、磐安）、福建（建宁、顺昌、邵武、光泽）、广西（龙州、灵川、那坡、天峨）、四川（布拖、金阳、叙永、古蔺）、云南（勐海、文山、景洪、红河）、湖南（新田、双牌、蓝山、宜章）、贵州（安龙、兴义、罗甸、关岭）、湖北（通城、来凤、崇阳、咸丰）、江西（崇义、上犹、南康、兴国）、重庆（潼南、铜梁、垫江、合川）、上海（金山、奉贤、嘉定、青浦）、广东（饶平、连南、连山、蒲城）、江苏（吴江）。

细茎石斛：分布安徽（霍山、金寨、岳西）、陕西（宁陕）、甘肃（康县）、浙江（武康）、江西（安福、庐山、遂川、大余）、福建（顺昌、崇安）、台湾（台北、花莲、台中、南投、嘉义、台东）、河南、湖南（新宁、安化、石门、桃源、衡山、浏阳）、广东（乐昌、信宜、南雄、阳山、乳源）、广西（龙胜、全州、资源、平乐、隆林、永福、金秀）、贵州（凯里、江口、雷公山）、四川（峨眉山、雷波）、云南（屏边、金平、文山、景东、耿马、漾濞、丽江、泸水、贡山）。

金钗石斛：湖南（沅陵、安化、桃源、浏阳）、广西（百色、兴安、金秀）、四

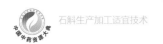

川（夹江、洪雅、泸州、乐山），贵州（赤水、遵义、望谟），云南（石屏、洱源、勐海、贡山），福建（龙溪、建瓯、长汀、漳平），广东（英德、佛山、韶关、东源）、台湾、湖北南部（宜昌）、香港、海南（白沙）、西藏东南部（墨脱）。

流苏石斛：分布广西（天峨、凌云、田林、龙州、天等、隆林、东兰、武鸣、靖西、南丹），贵州（罗甸、兴义、独山），云南（西畴、蒙自、石屏、富民、思茅、勐海、沧源、镇康）。

鼓槌石斛：分布云南（勐腊、景洪、勐海、文山），广西（那坡、西林、田林、田阳），贵州（兴义、罗甸、关岭、安龙），四川（宁南、布拖）。

参考文献

［1］《中国植物志》编辑委员会.中国植物志：第19卷［M］.北京：科学出版社，1999.

［2］赵玉姣，韩邦兴，彭华胜，等.石斛的历代质量评价沿革与变迁［J］.中国中药杂志，2016，41（7）：1350.

［3］王惠清.中药材产销［M］.成都：四川科学技术出版社，2004.

［4］杜静，黄林芳，谢彩香.铁皮石斛生态适宜性研究［C］.2012海峡两岸暨CSNR全国第10届中药及天然药物资源学术研讨会，2012：196-199.

［5］陈士林.中国药材产地生态适宜性区划［M］.北京：科学出版社，2011：388-390.

［6］杜静，黄林芳，谢彩香.基于TCMGIS鼓槌石斛生态适宜性研究［C］.2012海峡两岸暨CSNR全国第10届中药及天然药物资源学术研讨会，2012：250-252.

第3章

石斛栽培技术

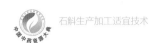

石斛的栽培主要包括种苗繁育、设施或林下（仿野生）栽培、采收三个大的环节。本章主要以霍山石斛为例，介绍石斛栽培技术。

一、霍山石斛的种子种苗生产

霍山石斛的种子种苗生产是源头，尤其是要生产出纯正的霍山石斛种子，不能出现种间杂交的情况，在此基础上才能利用种子生产出大量的纯正霍山石斛种苗。

种苗繁育包括有性和无性两种方法。有性繁殖主要是利用石斛种子，采用组培技术进行快繁，繁殖种苗量大；无性繁殖可采用分株或利用茎段为外植体的组培繁殖技术。目前，利用种子的有性快繁是霍山石斛种苗繁育的主要方法。

（一）霍山石斛种子生产技术

根据《霍山石斛种子生产技术规程》的要求，霍山石斛种子生产包括如下主要环节。

1. 环境条件

霍山石斛种子生产，选择生态环境好，周围无工业废弃物、专业畜牧饲养场、垃圾（粪便）场、各种污水及其他污染源；远离公路、医院，尽可能避开学校和公共场所。空气质量符合GB 3095《环境空气质量标准》的二级标准的要求；灌溉水水质符合GB 5084《农田灌溉水质标准》要求。

2. 建立亲本圃

（1）亲本圃选址　亲本圃选址除考虑环境条件外，应根据霍山石斛的生长条件及其生态特性等多方面的因素考虑，亲本圃1公里以内无其他种类石斛的栽培，如1公里以内有其他种类石斛栽培，在花期应采取套袋等隔离手段，防止不同种类石斛的种间杂交情况发生（图3-1）。

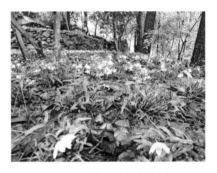

图3-1　霍山石斛亲本圃

（2）亲本圃的大小　要由种子（果实）生产量而定，可大可小，小到几平方米，大到几十平方米甚至几百平方米。

（3）亲本圃的设施　林下建立亲本圃，应有防止野生动物或牲畜危害的设施，有条件的可以增加供水设施。设施条件下建立亲本圃，主要是有大棚等设施，可参见本章"二、霍山石斛的设施栽培技术"中相关内容。

（4）亲本圃的栽培基质及铺装　亲本圃的栽培基质可以选用石子、松树皮、椰壳或石子与松树皮的混合基质。关于基质的处理、铺装、苗床的设计等参见本章"二、霍山石斛的设施栽培技术"中相关内容。

（5）亲本植株的选择及类型　选择生长健壮、无病虫害的植株作为亲本。根据亲本来源，分为野生种亲本、原生种亲本和栽培种亲本。野生种亲本是指直接来源于野生植株或人工栽种不超过3年的野生植株，这类植株由于人工栽种年限不长，人为环境对其影响不大，仍然保留有原有野生植株的性状，故称为野生种亲本；如果

野生植株人工种植超过3年以上，人为环境对其影响较大，选择这样的植株作为亲本，不再视为野生种亲本，称为原生种亲本；选择采用组培苗栽培的植株作为亲本，称为栽培种亲本。人为将亲本植株分为野生种、原生种、栽培种三种亲本类型，主要是便于溯源。

（6）亲本植株栽植　将选择好的亲本植株于9～10月份定植在基质上，定植时间不宜选在春季，因为春季定植有可能对当年开花造成不利影响。定植时，亲本植株3～5株为1丛，每丛栽植1穴。穴距为15cm×20cm，不能栽植过多过密，因为在栽植后要对植株进行编号挂牌，同时开花时还要进行人工授粉，所以穴间要留有足够距离，以方便相关操作。

（7）亲本圃的日常管理　定植好亲本植株的亲本圃，要进行日常管理，包括水分管理、施肥、除草除杂、病虫害防治、越冬管理等，设施栽培的亲本圃管理参照本章"二、霍山石斛的设施栽培技术"中相关要求进行；如果是林下栽培的亲本圃管理参照本章"三、霍山石斛的林下种植（仿野生栽培）技术"中相关要求进行。

3. 亲本植株及蒴果编号

同样，为便于溯源，对亲本植株及蒴果进行编号是必要的，以下为编号原则。

（1）亲本类型　野生种亲本：用"W"表示；原生种亲本：用"O"表示；栽培种亲本：用"C"表示。

（2）基质类型　用"1"表示石子基质，"2"表示树皮基质，"3"表示石子+树皮基质，"4"表示其他基质（如椰壳等）。

（3）栽培模式 林下栽培或仿野生栽培用"L"表示，设施栽培用"S"表示。

（4）亲本序号 用"0001""0002""0003""0004""0005"……表示。

（5）亲本编号 前3位用2个字母和一个数字表示，第1位用字母表示亲本类型，第2位用数字表示基质类型，第3位用字母表示栽培模式，第4位以后的数字表示亲本序号。

例如："W1L0058"表示野生，林下石子种植，编号0058表示野生第58株；"O2S0188"表示原生种，设施栽培，树皮上种植；编号0188表示原生第188株。每一开花茎都有一个固定的编号，且终生不变。

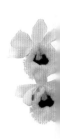

（6）蒴果编号 将亲本编号前加"♂""♀"符号，分别表示父本和母本。二者中间用"×"表示。例如♂W1L0058×♀O2S0188表示是野生父本林下石子种植，编号为0058的授粉给原生母本，设施栽培，树皮上种植，编号0188植株所结果实。每一个蒴果皆有一个编号。

4. 授粉与管理

由于霍山石斛的花较小，方便人工授粉。4月中旬至5月上旬进行异花授粉。首先用牙签去除父本花朵的药帽，然后轻轻挑取花粉团，放到待授粉的母体花朵的柱头上。在授粉过程中，要保证将每个花粉团送到母体的蕊柱腔内。人工授粉应在天气晴朗、温度适宜的时间进行，且进行人工授粉时最好无风，以防花粉被风吹散。记录授粉时间等信息；授粉后3～5天内要避雨或不浇水，直到花瓣凋落子房膨大。（图3-2至图3-5）。

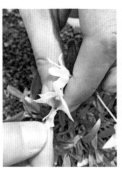 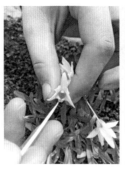 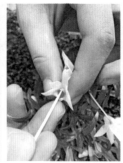 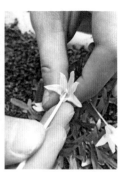

图3-2　摘取舌瓣　　图3-3　挑去药帽后，　　图3-4　摘取舌瓣后，　　图3-5　将花粉团放入
　　　　　　　　　　　　　　　取出花粉团　　　　　　　用牙签挑去　　　　　　　柱头上
　　　　　　　　　　　　　　　　　　　　　　　　　　　药帽

5. 种子（蒴果）采收

（1）采收时间　当蒴果果皮由绿色变成浅黄色，手指轻压蒴果有弹性，判定成熟，即可陆续分批及时采收。通常10～11月采收果实。采收过早，成熟度不够，种子萌发率低，采收过迟，果实会自然裂开，种子散落，无法采收。

（2）采收方式　选择果皮浅黄色、生长健壮、无病虫害、饱满、充实、指压有弹性、成熟度高的蒴果，连果梗一起剪下（图3-6和图3-7）。

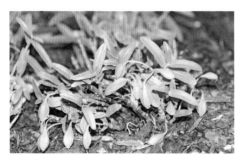
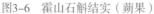

图3-6　霍山石斛结实（蒴果）

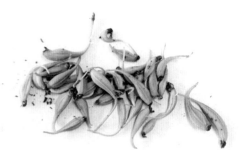

图3-7　霍山石斛蒴果

6. 种子质量与检验

（1）种子质量　蒴果籽粒饱满，外观呈浅黄色，无霉变，无病虫害，无机械

损伤。

（2）检验方法　打开蒴果，观察蒴果内种子呈淡黄色，散落不结团，则为合格种子。

7. 种子贮藏

（1）贮藏方法　可采用贮藏蒴果的方法贮藏种子。用干净透气的纸将蒴果包好，每包宜20～30粒，在1～5℃条件下贮藏。保持贮藏环境干净整洁，保持适当的湿度，防止在贮藏期间蒴果果皮开裂或霉变及腐烂。有条件的，也可将蒴果消毒，在无菌条件下将蒴果切开，把蒴果内的种子倒入消毒后的试管等容器内，加棉塞封口，放在1～5℃条件下贮藏，这种种子贮藏方法的关键是操作中要防止种子被污染。

（2）贮藏期　在1～5℃条件下，蒴果贮藏期不超过3个月，种子贮藏期不超过12个月。

（二）霍山石斛分株繁殖技术

分株繁殖为无性繁殖的一种，是容易实现的繁殖方法，操作也比较简单，不足之处是繁殖系数低。这种方法通常结合霍山石斛采收时使用。

1. 分株时间

分株时间把握以不损害新芽生长为原则，一年中5～9月份霍山石斛新芽处于生长旺盛期，此时分株容易影响生长，10月以后，当年新生的植株基本健壮，抵抗力强。因此，从10月份至次年3月份或结合霍山石斛采收时进行分株是较为合适的分株时间。

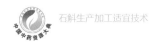
2. 分株方法

将生长2年以上（含2年）霍山石斛成丛拔起，抖掉根部基质，按3～5株为一丛用手分开，注意在分开时尽量不损伤原来根系，分开的每一丛均可作为种苗栽植。如果结合采收石斛鲜条进行分株，则将2年或3年以上的茎采下，当年或者2年的植株留作种苗栽植。

（三）霍山石斛种苗快繁技术

1. 以种子为繁殖材料的快繁技术

种子繁殖为有性繁殖，但霍山石斛的种子无胚乳，自然条件下萌发率极低。为快速繁殖出大量的霍山石斛种苗，借助组织培养技术是一种有效的快繁手段。根据国家林业行业标准《霍山石斛种苗繁育技术规程》要求，以种子为繁殖材料进行快繁包括以下主要环节。

（1）种子（果实）的选择及处理　采集无病虫害、无机械损伤、无自然开裂的蒴果，用自来水充分清洗表面的灰尘，晾干表面的水分，用洁净的面纸进行包裹，在湿度为60%～80%的4℃冰箱中保存，黑暗处理一周，处理后的蒴果用75%酒精表面消毒1分钟后，再用0.1%的升汞溶液处理15～20分钟，用无菌水冲洗3～5次备用；或用75%酒精棉球擦拭蒴果表面两次，播种时在酒精灯火焰上灼烧1～2秒。

（2）无菌播种　在无菌条件下，将消毒处理后的蒴果用镊子夹紧果柄一端，用解剖刀从蒴果另一端切开一小口，将蒴果开口的一端置于内径60mm的培养瓶上方，轻轻地抖动将种子均匀撒播于培养瓶中的培养基表面上，立即盖上瓶盖封口或瓶塞封口或封口膜封口，轻轻拍打培养瓶壁，使种子分布均匀，存放进行培养。每粒蒴果可撒播1～2瓶，培养时间为30～40天。

（3）培养条件　萌发培养基：1/2MS+添加剂（1%）培养基或MS+添加剂（1%）培养基；

增殖培养基：MS+6-BA（2.0mg/L）+NAA（0.2mg/L）+香蕉（10%）+添加剂（1%）培养基；

丛生芽诱导培养基：MS+6-BA（0.6mg/L）+NAA（1.2mg/L）+土豆培养基（10%）；

生根壮苗培养：MS+NAA（1.0mg/L）+香蕉（15%）+添加剂（2%）培养基或1/2MS+NAA（1.0mg/L）+土豆（15%）+添加剂（2%）培养基。

以上培养基均附加30g/L蔗糖，5g/L的琼脂粉。调节pH，使灭菌后的pH值在5.6～5.8。温度为24～26℃、光照10～12小时、光照强度1500～2000lx条件下进行培养。每2个月转接一次。

（4）增殖培养　当种子培养30～40天，原球茎长满瓶时，必需转瓶增殖，选取健康无污染的原球茎，转入继代培养基上继续培养55～65天（图3-8和图3-9）。

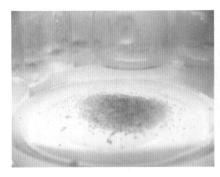 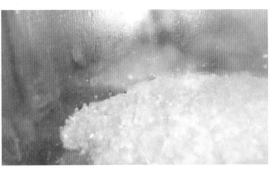

图3-8　种子萌发　　　　　　　　图3-9　原球茎增殖

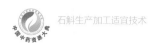

（5）丛生芽诱导培养　选择健康、无感染、无黄化、无玻璃化的原球茎进行接种。接种培养基为丛生芽诱导培养基，继续培养55～65天。

（6）生根壮苗培养　选择经增殖、丛生芽诱导后，苗体健康、无感染、无黄化、无玻璃化的培养苗进行转接，继续培养65～75天。

（7）炼苗及出瓶　组培苗移栽前先将瓶苗进行一段时间的炼化，让瓶苗从封闭稳定的环境向开放变化的环境过渡，慢慢适应自然环境，等瓶苗生长健壮、叶色墨绿，根皮色白中带绿，无黑色根，无畸形，无变异。使其在定植后能够迅速适应自然的环境条件，缩短缓苗时间，增强对低温、大风等自然现象的抵抗能力（图3-10至图3-12）。

经生根壮苗培养后，霍山石斛瓶苗已初步完成。温度控制在15～30℃，光照先弱后强，光照控制在2000～20 000lx，湿度不低于80%，炼苗7～10天即可出瓶；出瓶时要轻轻地操作，用镊子轻轻取出幼苗，防止拉伤小苗，破坏根系，用自来水将根系上的琼脂冲洗干净，放在阴暗通风处晾至根系呈白色。操作环境条件为温度25℃左右，湿度大于80%，光照度不超过7000lx，且周围洁净，无病虫害迹象。

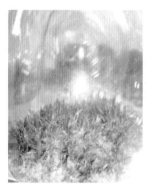
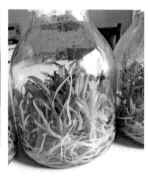
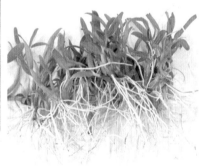

图3-10　分化　　　　　　图3-11　生根壮苗　　　　　　图3-12　成苗

（8）瓶苗质量分级 霍山石斛出瓶苗质量分级见表3-1。

表3-1 瓶苗质量分级

指标	等级	
	一级	二级
根数/条	≥3	1～2
叶片数/片	≥4	2～3
苗高/cm	>3.5	2.5～3.5
苗茎/cm	>0.25	0.15～0.25

注：根数、叶片数、苗高、苗茎四项指标必须同时达到要求方可判定为一级苗或二级苗。四项指标中即使有三项指标达到一级苗标准，而另一项只达到二级苗标准，则为二级苗；四项指标中即使有三项指标达到二级苗标准，另一项未达到二级苗标准，判为不合格苗。

2. 以茎段为繁殖材料的组培快繁技术

以茎段为繁殖材料进行组培是无性快繁的有效途径。优点是可以保持原有植株的优良性状；不足的是消耗一定量的植株，同时外殖体的消毒工作量较大。

（1）外植体的选择及处理 采集无病虫害、无机械损伤的健壮植株，用自来水充分清洗植株表面的灰尘，去除叶片及根，保留茎，再次清洗后，用75%酒精表面消毒1分钟，然后用0.1%的升汞溶液处理15～20分钟，用无菌水冲洗3～5次备用。

（2）初代培养 在无菌条件下，将消毒处理后的霍山石斛茎用解剖刀切成段，每个茎段带有至少一个叶芽，将带有叶芽的茎段平放在MS+添加剂（1%）+2,4-D3.0mg/L培养基的表面上，立即盖上瓶盖封口或瓶塞封口或封口膜封口，存放进行培养。培

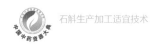

养时间为30～40天。

（3）增殖培养　当茎段培养30～40天，类原球茎生长饱满时，必需转瓶增殖，选取健康无污染的类原球茎，转入MS+6-BA（1.0～2.0mg/L）+NAA（0.1～0.2mg/L）+香蕉（10%）+添加剂（1%）继代培养基上继续培养55～65天。

（4）丛生芽诱导培养　选择健康、无感染、无黄化、无玻璃化的原球茎进行接种。接种在MS+6-BA（0.2～0.6mg/L）+NAA（0.8～1.2mg/L）+土豆（10%）丛生芽诱导培养基上，继续培养55～65天。

（5）生根壮苗培养　选择经增殖、丛生芽诱导后，苗体健康、无感染、无黄化、无玻璃化的培养苗进行转接，接种在MS+NAA（0.5～1.0mg/L）+香蕉（15%）+添加剂（2%）培养基或1/2MS+NAA（0.5～1.0mg/L）+土豆（15%）+添加剂（2%）培养基继续培养65～75天。

炼苗及出瓶、瓶苗质量分级参见以种子为繁殖材料的快繁技术。

二、霍山石斛的设施栽培技术

霍山石斛的人工栽培虽然已有30多年的历史，但对其栽培要素开展系统研究则只有十几年的时间，随着一些新技术的推广应用，霍山石斛的设施栽培近几年发展较快。为更好把握霍山石斛的设施栽培，首先介绍霍山石斛栽培要素的构成。

（一）霍山石斛栽培要素

霍山石斛栽培体系主要由以下要素构成（图3-13）：

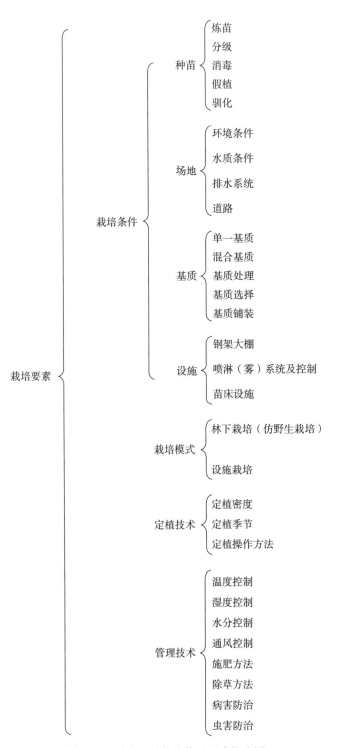
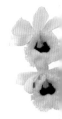

图3-13　霍山石斛栽培体系要素构成图

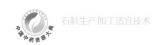

霍山石斛栽培要素众多，且相互关联。关于种苗生产前面已经介绍。这里根据国家林业行业标准《霍山石斛栽培技术规程》的要求，介绍霍山石斛设施栽培技术。

（二）设施条件

设施栽培包括日光温室、塑料大棚和玻璃温室等栽培，通过对其环境条件控制能满足霍山石斛生长所需的温度、湿度、光照、水分要求。

1. 钢架大棚

常用6m跨度拱形钢架大棚，大棚不宜太宽和太窄。太宽，抗雪能力差，且畦面及喷淋系统不易配套；太窄，土地利用率低。档间距60～80cm，三纵四卡，覆盖8～12丝塑料无滴薄膜，薄膜外层覆盖75%遮光率的遮阳网，建成避雨、遮阳、保温的钢架塑料大棚。

2. 喷淋（雾）系统及控制

喷淋（雾）系统对于霍山石斛设施栽培非常重要。该系统有三大主要功能：降温、补水、控湿，三者相互关联，又相互制约。霍山石斛的生长温度为15～35℃，适宜生长温度为20～30℃。霍山石斛对湿度的要求较高，但根部对水分的要求较为敏感，水分过大易烂根。如何协调温度、湿度、水分三者关系在霍山石斛栽培中尤为关键。经长期研究与实践，下述喷淋（雾）系统能很好解决这一关键问题。该系统由以下三部分：

供水系统：由变频压力水泵、变频柜、贮水池、过滤器、水泵、输水主管道、输水次管道、电磁阀、控制器等组成。供水系统的作用是为内、外喷淋（雾）提供一定的压力水。水泵是由水源地抽水进入贮水池；贮水池能贮有一定量的水，大小视具体情况而定，贮水池要加盖，保持清洁，防止阳光直射，且要定期清洗，尤其注意夏季防止产生绿藻。

进入主管道的水一定要经过过滤，防止堵塞喷头。电磁阀和定时控制器相连，以控制喷淋（雾）的时长和间隔时间。主次管道粗细要配套。变频泵与变频柜相连，以控制水压相对恒定。

主要技术参数水压维持在0.3～0.4MP，喷淋（雾）时长为5～300秒可控，间歇时间以5秒至10小时可控。

外喷淋：由管道、喷头组成，安装在大棚外部顶端，为一条管道。主要功能是降温用。喷头要求间距为2m，喷淋直径为4～6m，喷出的水不要求成雾状。外喷淋由单独的电磁阀和单独控制器控制。

内喷雾：由管道、开关、喷头组成。内喷由3条管道分别对应棚内3畦。喷头间距为1.2～1.3m。喷出的水要求成雾状。内喷雾的主要功能是降温、补水、补湿。内喷雾由单独的电磁阀和单独控制器控制。喷淋（雾）系统的使用原则是降温与补水、调湿三者兼顾，满足霍山石斛最佳的温度、湿度、水分条件（图3-14）。

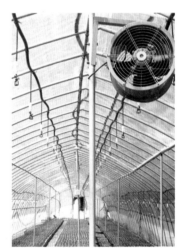

图3-14 内喷雾及风机

具体掌握以下使用原则：

一是春、夏、秋三季的降温首先以外喷淋为主，外喷淋能将温度降至霍山石斛

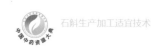
生长范围时，不要因降温而启用内喷雾系统；

二是当夏季高温季节仅靠外喷而无法降温至35℃时，要启用内喷雾降温。但要注意喷雾时长与喷雾间歇，不能让棚内基质水分过大，以防生病或烂根；

三是在不需要降温，而仅需补水和补湿的情况下仅用内喷雾，不要开外喷淋；

四是秋冬季补水、补湿以中午时间为宜，忌傍晚补水补湿；

五是在夏季长时间使用外喷淋要防止遮阳网和薄膜间生绿藻而影响大棚光照。

（三）栽培基质选择与处理

基质包括碎石子、树皮、锯末和果壳等。碎石子选用粒径0.5～2cm的花岗岩、片麻岩；树皮选用粒径0.5～5cm松树皮；果壳选用粒径0.5～2cm椰壳、栗壳、油茶籽壳等（图3-15至图3-17）。

树皮、锯末、果壳基质应事先进行充分的堆沤发酵，或高温灭菌。高温灭菌是指100℃以上的湿热蒸汽灭菌，这对于小规模栽培的基质处理可以，但大规模栽培时，采用高温基质是困难的，会增大栽培成本。同时研究证明高温灭菌基质有利有

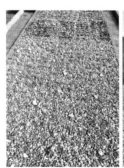
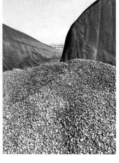
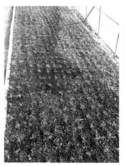
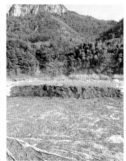

图3-15　石子基质　　　　　图3-16　椰子壳基质　　图3-17　松树皮堆沤

弊，有利的是能杀灭病菌、害虫及虫卵，不利的是由于基质虽然被灭菌，但是基质中的油脂等成分并未转化。同时，灭菌后的基质易在使用中重新形成单一菌群而危害石斛，这其中原因可能是灭菌导致基质失去了原有的微生态平衡，所以可形成单一的优势菌群。另外，有机肥，如牛羊粪不宜掺在基质中。

基质的堆沤发酵是指将基质与有机肥料混合，充水浇水，厚度以小于50cm为宜，覆盖塑料薄膜，在阳光下产生高温堆沤发酵。时间为每年的4～10月均可进行。

堆沤发酵应注意以下几方面问题：

（1）堆沤的厚度不宜太厚，太厚热量不易穿透底部基质；

（2）有机肥料要与基质混合均匀，用量适宜，每立方米基质可掺饼肥2～3kg；可掺牛羊粪10～100kg，充分混合；

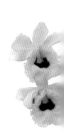

（3）基质要浇足水进行堆沤，基质底部要用薄膜铺底，防止水肥流失；

（4）堆好后要用薄膜紧密覆盖，以提高堆沤温度，增加发酵效果；

（5）堆沤时间不低于3个月，最好在5～9月间堆沤；

（6）有条件的可2个月左右翻堆一次，增加堆沤发酵效果。

（四）苗床搭建

棚内分为三畦，每畦净宽1.6m，二条道路，以便棚内操作管理行走。路宽不超过60cm，棚内面积利用率达80%。可用砖，水泥预制板等铺设。地上栽培苗床横截面呈拱形，中间高，两边低，利于排水。架空栽培苗床离开地面的高度10～60cm（图3-18和图3-19）。

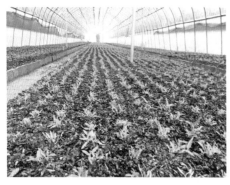
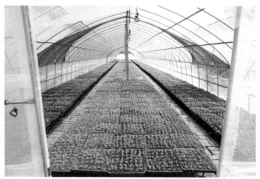

图3-18　松树皮基质、地栽苗床　　　　　图3-19　架空苗床

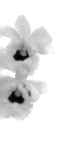

（五）基质铺装

单一基质铺装：选用不同粒径的单一基质，粒径小的基质铺装在上层，厚度不超过5cm。粒径大的基质铺装在下层。选用粒径均匀的基质则均匀铺装。

分层基质铺装：选用两种以上的基质可分层铺装。最上层铺装粒径小，持水能力强的基质，最下层铺装粒径最大，持水能力差的基质，中间层铺装粒径大小、持水能力介于最上层和最下层之间的基质。

混合基质铺装：选用两种以上的基质均匀混合后，按照单一基质铺装的方法铺装。选用不同种类基质之间的混合比例无严格要求。

三种方法铺装基质的总厚度为15～25cm。

架空栽培基质铺装厚度可为5～15cm。

（六）定植技术

定植是指将霍山石斛苗栽植在大棚的畦内过程。

1. 定植密度

根据霍山石斛的植株相对较矮，可适当栽植密一些，以提高栽植床的使用率。实践证明，每平方米按（8～10）cm×（8～10）cm株行距栽植100丛左右，每丛3～5株，共300～500株较为适宜。但株数不宜栽植过多、过密，因为霍山石斛的萌蘖能力较强，栽植株数过多过、密会影响到后期的生长。

2. 定植季节

霍山石斛以春季定植为最佳，夏秋及初冬季节亦可定植。初冬季定植时炼苗要充分，尤其是苗要壮，而且要注意控水，并覆盖稻草等保温。这里特别强调的是，如果没有内、外喷淋（雾）系统控制温度湿度，夏季是不能定植的。本栽培技术突破了这一技术瓶颈，实现了最炎热的夏季依然可定植的四季栽植。

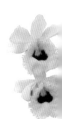

3. 定植的操作方法

以平均每丛3～5株的成丛栽植为好。栽植深度以根部植入栽培基质中，茎及芽不能埋入基质中为好。根要栽直，要伸展，不成窝成团，植株栽的要正，不要歪斜（图3-20）。

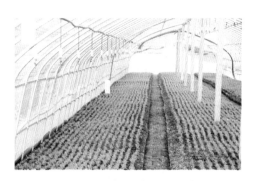

图3-20 霍山石斛设施栽培

（七）管理技术

1. 温度控制

在不同季节，温度有不同控制方法。春季、秋季棚内温度不超过35℃，无需开

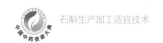

启外喷淋降温，当超过35℃时，适当辅以外喷淋降温。冬季寒冷，但亦无需专门的加温设备加温，顺其自然。夏季因气温高可通过内外喷淋（雾）相结合的办法降温，温度以不超过35℃即可。冬季温度不宜低于–5℃。

2. 湿度控制

避雨栽培，棚内湿度主要靠内喷雾系统调节。注意与温度水分控制相结合。生长期，棚内湿度以控制在70%～90%，冬季湿度控制在30%～50%。

3. 水分控制

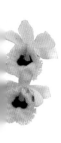

水的管理非常重要，同样会影响到霍山石斛的生长速度和生物量。水质要求要达到《农田灌溉水质标准》的二级或二级以上水质要求。不宜直接浇灌城市自来水或地下水，必要时对用水要进行过滤等处理。浇水方法以喷雾方式进行，不宜用水管或水壶直接喷淋。

采用基质（树皮）栽植，保持基质一定的含水量是十分重要的。霍山石斛要求水分不宜过大，但也不能太小。过大易烂根，过小也影响生长。实践证明，基质含水量在适宜生长的春、夏、初秋以40%左右为宜，在深秋季节和冬季以20%为宜。尤其冬季基质含水量不宜过高，防止烂根。

新栽苗要及时浇足水，保证基质从上层到下层水分充足，一次浇足水后，待基质表层发白后再浇，同时，要经常性向叶面喷水，保持叶面不失水，待新根萌动后，减少叶面喷水次数。

新栽苗成活后或正常生长期，保持基质有适当持水量，不能只浇表皮水，但基质水分不宜过大，适当向叶面喷水。夏、秋高温季节，早晚浇水，切勿在阳光暴晒下进行；春季气温低，应在中午前后浇水；冬季严格控制水分。

4. 通风控制

霍山石斛的生长对通风有很高的要求。春夏秋三季，大棚的离地面50cm左右的薄膜应该是掀开的，大棚的两头也是开的，以利通风。冬季则大棚四周薄膜密封，但在中午时要开两头门以利通风。必要时，棚内可以安装循环风机。

5. 施肥方法

霍山石斛施肥分为基肥和追肥。基肥是指在与基质堆沤发酵同时混进去的有机肥料，为长效肥料。

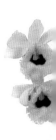

追肥种类包括：腐熟的有机肥、化肥（主要叶面喷施用）。施肥方法包括撒施、浇施和叶面喷施。

撒施：撒施主要是针对固体有机肥料。注意尽量不要撒到霍山石斛叶片上，撒施后喷雾淋水，洗去叶片上附着的肥料。液态肥料的浓度要适宜，宁低勿高，注意在行间浇施，尽量不要浇在叶片上。浇施后喷雾淋水，洗去叶片上附着的肥料。

叶面喷施：这里的肥料，实际上是根外营养液。可选用以下营养液交替使用，一种是用豆粕发酵液，将它们配成1000～2000倍液进行叶面喷施；一种是枯枝烂叶和粪便发酵的腐殖酸液稀释至2000倍进行叶面喷施。在5～10月份的生长旺盛期，可用含0.01%腐殖酸的营养液，7～15天喷施1次。追施有机肥要充分腐熟。每亩饼肥施用

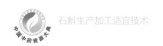

40～50kg或牛羊粪100～200kg。追施有机肥一年一次，每年的冬季或次年早春施用。

6. 除草、除杂

畦面有杂草、枯枝败叶时应及时清除，人工除草，禁用除草剂。

7. 摘花、摘蕾

对不需留种者，应及时摘除花或花蕾。

8. 越冬管理

当年栽植的种苗进入冬季时采用加膜、覆草等方法适当保温。冬季防止雪灾。

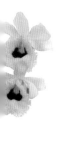

9. 病虫害防治

（1）病虫害的防治原则　遵循"预防为主，综合防治"的防治原则。即在制定防治措施时，应从周围生态系统的总体观点出发，综合运用各种防治措施，创造不利于病虫害孳生而有利于植物和各类天敌繁衍的环境条件，保持整个生态系统的平衡和生物多样化，减少各类病虫害所造成的损失。

以农业及生物防治为主，物理和化学防治为辅。使用的农药应符合相关产品标准和无公害、绿色、有机栽培要求的农药。

（2）病害防治　根据发病病原不同可分为真菌性病害和细菌性病害。根据病害不同允许使用植物源农药、动物源农药、微生物源农药和矿物源农药中的硫制剂；尽量选用低毒农药，如需使用农药新种类，须取得技术专家和专门机构认同后方可使用；严格禁止使用剧毒、高毒、高残留或者具有"三致"（致癌、致畸、致突变作用的农药）。

白绢病：白绢病发生时，在栽培床表面可见绢状菌丝及中心部位形成褐色菜籽状菌核（图3-21）。白绢病可导致石斛基部腐烂并向茎、叶扩展，形成毁灭性危害。一般一旦发现病株立即拔除烧毁，并用生石灰粉覆盖病穴，或用50%福多宁可湿性粉剂3000倍液或75%灭普宁可湿性粉剂1000倍液喷雾。一般每7天喷1次，连续喷2～3次。重点喷植株基部及周围。

白粉病：发病初期，用25%粉锈宁可湿性粉剂1000～1500倍液，或70%甲基硫菌灵可湿性粉剂1000倍液，每隔7～10天喷1次，连喷2～3次，喷洒。

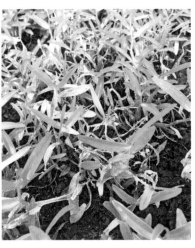

图3-21　白绢病

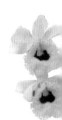

软腐病：发病初期，用72%农用硫酸链霉素3000～4000倍液，或90%新植霉素4000倍液，每隔7～10天喷1次，连喷2～3次，喷洒。

黑斑病：发病初期，用75%百菌清可湿性粉剂500～1000倍液，或50%多菌灵可湿性粉剂1000倍液，每隔7～10天喷1次，连喷2～3次，喷洒。

炭疽病：于发病初期，用75%百菌清800倍液，或50%多菌灵1000倍液，或25%咪鲜胺乳油1500倍液，或10%溃枯灵可湿性粉剂2000倍液，每隔7～10天喷1次，连喷2～3次，喷洒。

（3）虫害防治

软体动物：蜗牛和蛞蝓在整个生长期都可危害，常咬食嫩叶。一般白天潜伏阴处，夜间爬出活动，雨天危害较重。防治方法主要有：一是用菜叶或青草毒饵诱杀，即用50%辛硫磷乳油0.5kg加鲜草50kg拌湿，于傍晚撒在田间诱杀；二是在畦四周撒石灰，防止蜗牛和蛞蝓爬入畦内危害（图3-22和图3-23）。

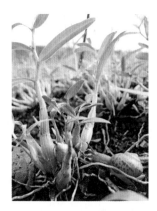

图3-22 蜗牛危害

斜纹夜蛾：7～10月为幼虫高发期，主要危害叶片和嫩芽。防治方法主要有：利用杀虫灯、性诱剂等诱杀害虫；及时摘除卵块或初孵幼虫群集的"纱窗叶"；在幼虫低龄期选用高效低毒低残留农药进行喷雾防治，药剂可选用10%除尽乳油1500倍、20%米满乳油1000～1500倍、5%抑太保乳油1500～2000倍、1.8%阿维菌素乳油1000倍液、1%甲氨基阿维菌素苯甲酸盐乳油3000～5000倍液，喷雾。

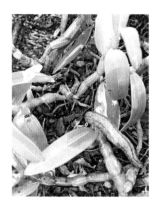

图3-23 蛞蝓危害

短额负蝗：清除田边、地头、沟旁杂草；在若虫3龄前突击防治，可用2.5%鱼藤酮乳油500～1000倍液，或0.3%苦参碱水剂100～200倍液，喷雾。

螟虫：剪去茎的受害部分，连害虫一起带出田外处理；用杀虫灯、性诱剂等诱杀害虫的成虫；在卵孵化盛期和低龄幼虫发生期，用1.8%阿维菌素乳油3000倍液，喷雾。

红蜘蛛：用捕食螨来控制红蜘蛛；用1.8%阿维菌素乳油4000～5000倍液，或1%甲氨基阿维菌素苯甲酸盐6000倍液，喷雾。

地下害虫：用黑光灯诱杀成虫。灯下放置盛虫的容器，内装适量的水，水中滴入少许煤油；用毒饵诱杀。将鲜草切成3～4cm长，用50%辛硫磷乳油加100倍（质量比）鲜草拌湿，于傍晚撒在畦的周围诱杀。

（八）采收

适宜的采收时间为11月至次年3月，选取生长年份为2年以上的茎采收。

霍山石斛的采收方法根据采收目的不同有所不同。如果采收目的是加工鲜条（鲜茎），则可以直接用不锈钢剪刀从植株上剪取；如果采收的目的是为了加工成枫斗（龙头凤尾，详见本书第四章相关内容）则需要保留2～4条根，可将整丛植株拔起，分出所需带根的茎，再将剩余植株重新栽植（图3-24）。

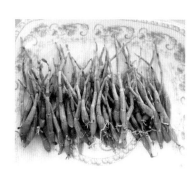

图3-24　霍山石斛鲜条

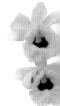

三、霍山石斛的林下种植（仿野生栽培）技术

（一）栽培环境

生态环境好，林分郁闭度0.6～0.8，通风良好的针叶林山坡地。其他要求同"霍山石斛种子生产技术"中的环境条件要求。林下种植（仿野生栽培）基地的周边应具有防止野生动物及牲畜危害的设施。

（二）种苗驯化

1. 驯化目的

组培苗由于在无菌环境生长，直接从封闭稳定的环境向开放变化的林下环境种

植，其适应自然环境能力很差，影响成活率和缓苗生长，

不宜直接在林下种植，故移栽前先将瓶苗在设施条件下进

行一段时间的种植，这种种植我们特称为"驯化"。其目

的，在林下定植后能够迅速适应自然的环境条件，缩短缓

苗时间，增强对低温、干旱、病虫害等抵抗能力。如果是

分株繁殖的种苗无需驯化（图3-25）。

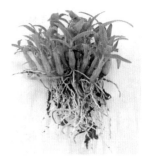

图3-25 霍山石斛驯化苗

2. 驯化方法

参照设施栽培的方法进行驯化。与设施栽培的不同点是栽植的密度加大，以

提高栽植床的使用率。用丛栽的方式进行，以5～6株为1丛，每丛栽植1穴，穴距

5cm×5cm，每平方米栽植400丛，共2000～2400株。栽植深度以茎及芽不埋入基质，

根部植入栽培基质中为宜，根要伸展，不成窝成团，忌栽植过深；植株栽的要正，

不歪斜。驯化到新生苗健壮时可用于移栽，通常驯化3～6个月。

（三）整地

选择适宜林地，整地作畦，畦宽50～120cm、长度依地势和排水需要而定。

（四）栽培基质选择与处理

基质包括碎石子、树皮和果壳等。碎石子选用粒径0.5～2cm的花岗岩、片麻岩；

树皮选用粒径0.5～5cm松树皮；果壳选用粒径0.5～2cm椰壳、栗壳、油茶籽壳等。根

据不同基质，选择日晒、堆沤发酵、高温蒸煮等不同方法进行消毒处理。

（五）基质铺装

可采用单一基质、分层基质、混合基质铺装，方法同设施栽培中的基质铺装。三种方法铺装基质的总厚度为15～25cm。从仿野生角度考虑，宜选用石子为基质进行铺装，下层铺大粒的，上层铺小粒的，为便于栽苗的固定及保水保肥，可在上层小粒径的石子上面再铺一层2cm左右厚度的松树皮。

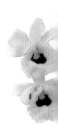

（六）栽植时间

4～6月份为最佳栽植季节，9～10月份也可栽植。

（七）栽植密度与方法

用丛栽的方式进行。以3～5株为1丛，每丛栽植1穴，穴距10cm×10cm，栽植深度以根部植入栽培基质中，茎及芽不埋入基质为宜，尤其是以石子为基质栽植时更要防止栽植过深且根要伸展（图3-26）。

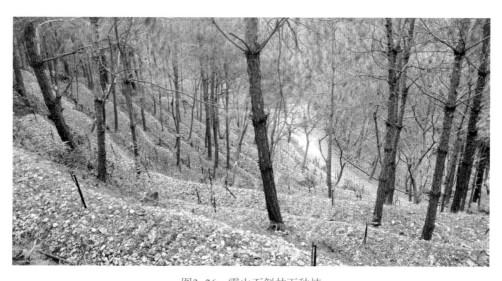

图3-26 霍山石斛林下种植

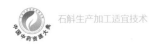

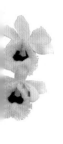

（八）田间管理

1. 水分管理

新栽苗要及时浇足定根水，保证基质从上层到下层水分充足，一次浇足水后，待基质表层发白后再浇。同时，要经常性向叶面喷水，保持叶面不失水，待新根萌动后，减少叶面喷水次数。

新栽苗成活后或正常生长期，自然水分，不是极端干旱天气，无需浇水。

2. 施肥

每年的冬季或次年早春追施腐熟饼肥或者饼肥水。在5～10月的生长旺盛期，可以适当追施叶面肥，如腐熟饼肥水或腐殖酸。

3. 除草、除杂

林下种植，时常会有杂草生出，可随见随拔。畦面上的落叶，如果不影响生长，不用清除，尤其冬季来临前，为保护植株免受冻害，畦面上的落叶不要清除，到来年生长季节时，再清除影响生长的落叶等。

4. 摘花、摘蕾

对不需留种者，应及时摘除花或花蕾。

5. 病虫害防治

林下种植霍山石斛病虫害相对设施栽培要少，尤其病害少的多，要充分应用生物多样性原理，综合防治，不到万不得已，无需农药防治。如果确需使用农药，要求同设施栽培。

（九）采收

采收时间和方法与设施栽培相同。

四、铁皮石斛、细茎石斛栽培技术

（一）种子种苗生产技术

与霍山石斛种子种苗生产基本相同，可以选择以种子为繁殖材料也可以选择以茎段为组培快繁材料。选择以种子为繁殖材料同样会经过种子（果实）的选择及处理、无菌播种、初代培养、增殖培养、丛生

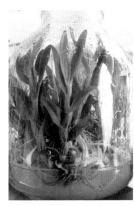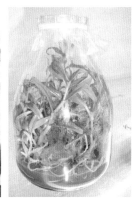

图3-27　铁皮石斛瓶苗　图3-28　细茎石斛瓶苗

芽诱导培养、生根壮苗培养、炼苗及出瓶、出瓶苗质量分级等过程。以茎段为繁殖材料经过外植体的选择及处理、初代培养、增殖培养、丛生芽诱导培养、生根壮苗培养、炼苗及出瓶、出瓶苗质量分级等过程。不同的是在各阶段培养基选择及种苗质量标准方面稍有差异。铁皮石斛瓶苗质量分级标准见表3-2。细茎石斛的瓶苗标准参见铁皮石斛（图3-27和图3-28）。

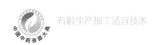

表3-2　铁皮石斛种苗分级

分级/项目	根（条）	叶片（片）	株高（cm）	茎粗（cm）
合格苗	2～3	4	≥3.5	≥0.2
优质苗	3～5	6	≥5.0	≥0.3

（二）种苗驯化技术

与霍山石斛种苗驯化技术基本相同，不同的是栽植密度和驯化时间。用丛栽的方式进行，以6～8株为1丛，每丛栽植1穴，穴距10cm×10cm，每平方米栽植100丛，共600～800株，株数不宜栽植过多、过密，因为铁皮石斛、铜皮石斛的生长能力较强，栽植株数过多、过密会影响到后期的生长。驯化到新生苗健壮时用于移栽。通常驯化6～12个月。

（三）设施和林下（仿野生）栽培技术

设施栽培铁皮石斛、细茎石斛可借鉴霍山石斛设施栽培方法，在设施条件、栽培基质选择与处理、苗床搭建、栽植时间、田间管理、采收方面基本一致；由于铁皮石斛和细茎石斛生物量相对霍山石斛大，基质铺装的厚度要增加5～10cm、铁皮石斛不耐低温，冬季注意防寒防冻。铁皮石斛、铜皮石斛株行距适当地加大，以5cm×（15～20)cm为宜；细茎石斛和霍山石斛一样进行越冬管理。生长期铁皮石斛湿度控制要比霍山石斛和铜皮石斛的湿度高些；适宜的采收时间为11月至次年3月，选取生长年份为2年以上的茎采收（图3-29和图3-30）。

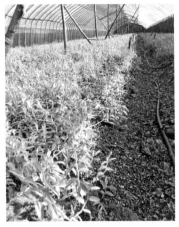
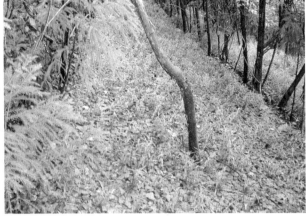

图3-29 铁皮石斛设施栽培　　　　　　　　图3-30 细茎石斛林下种植

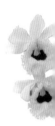

五、金钗石斛、流苏石斛、鼓槌石斛栽培技术

金钗石斛、流苏石斛、鼓槌石斛属于茎粗而花大的石斛，与霍山石斛、铁皮石斛、细茎石斛等茎细花小的石斛不同，在栽培技术上主要在栽培基质铺装厚度及栽培密度上两者有区别，其他栽培技术相似或相同。

参考文献

［1］DB34/T 2367—2015，霍山石斛种子生产技术规程［S］. 北京：中国标准出版社，2015.

［2］LY/T 2449—2015，霍山石斛栽培技术规程［S］. 北京：中国标准出版社，2015.

［3］LY/T 2448—2015，霍山石斛种苗繁育技术规程［S］. 北京：中国标准出版社，2015.

［4］LY/T 2547—2015，铁皮石斛栽培技术规程［S］. 北京：中国标准出版社，2015.

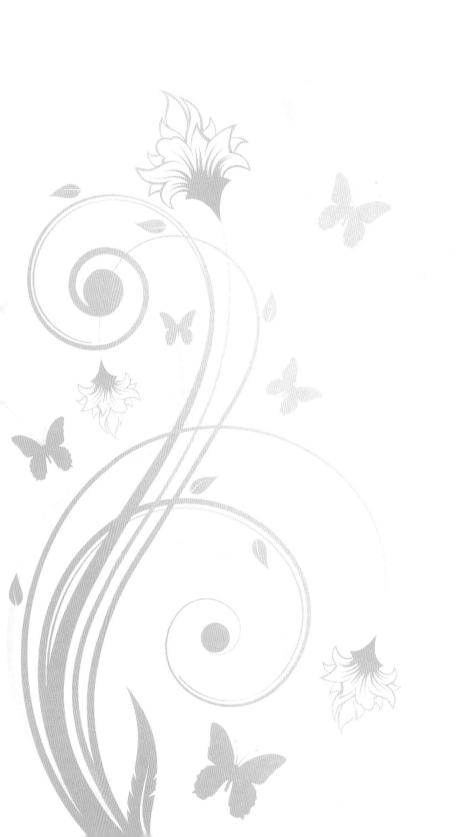

第4章

石斛特色
适宜技术

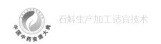

一、石斛其他栽培技术（包括盆栽、悬崖栽、树栽等）

　　石斛其他栽培包括盆栽、树栽等不同方式。盆栽，是将石斛栽植在各种盆内的方式，可用于观赏，也可以用于生产，便于移动。其栽培选用基质、基质处理方法、栽后管理均可参照前述大棚栽培或仿野生栽培中方法进行；树栽，是指将石斛通过绑扎而附着在活的树干上进行栽植的方法，是一种林下立体栽培方法。其绑扎材料应选用耐腐烂材料，基质可用石子、树皮或苔藓等。其栽种及栽后管理可参照仿野生栽培方法。袋栽是指将石斛栽植在各种材质的袋中，基质选用与处理、栽植与栽后管理参照仿野生栽培方法；悬崖栽是指将石斛栽植在悬崖岩石上，模拟石斛野生生境条件，接近石斛原始生产状态。这种种植要因地制宜，关键是要固定好种植的石斛，防止雨雪毁坏种植基地或野生动物的危害。其栽后管理可参照仿野生栽培方法（图4-1至图4-6）。

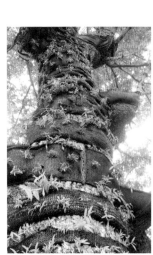
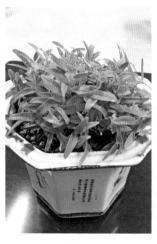
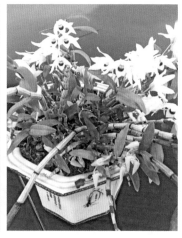

图4-1　霍山石斛树上种植　　　图4-2　霍山石斛盆栽　　　图4-3　铁皮石斛盆栽

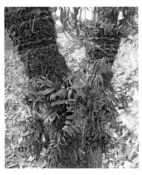
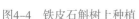
图4-4　铁皮石斛树上种植

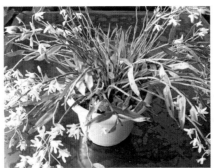
图4-5　细茎石斛盆栽

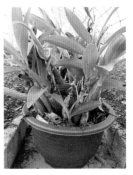
图4-6　鼓槌石斛盆栽

二、石斛枫斗加工技术

（一）霍山石斛枫斗加工技术

霍山石斛枫斗是以霍山石斛的茎为原料，经过分拣、清洗、炒制、绕条、烘焙、整形、复火等多道工序制成的形似弹簧的干品。干制后，由于其茎基部保留有部分须根，并且与茎梢分别翘出，形状似昂起的龙头和翘起的凤尾，所以霍山石斛枫斗也被称为龙头凤尾。

1. 原料

生产霍山石斛枫斗的原料，一般选用生长年限为2～3年的霍山石斛茎，采收霍山石斛茎的最佳时间为当年的11月至第二年的4月。采收时，只采每丛植株的老茎，将当年生的新茎留下让它继续生长。新鲜的茎采收后要及时处理，剔除其中病变的茎、枯根和叶片，放置于室内阴凉、通风、干燥处，如果遇到天气较冷的冬天要注意防冻。采收后要尽可能及时加工。如果不能及时进行加工，可以在10～20℃条件下贮藏不超过2个月，在2～10℃温度条件下可贮藏不超过6个月。

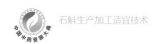

2．加工方法

（1）分拣整理

将采收后的霍山石斛植株去除叶片，保留2～4条根，根长4～6mm，多余的剪去。霍山石斛新鲜的茎按照茎秆粗细以及茎秆长短进行分类。

（2）清洗摊晾

分拣整理后的霍山石斛茎放入清水池中，用生活饮用水将泥沙、杂质冲洗干净，然后置避光、通风、干燥处摊晾1～2天。

（3）炒制

将摊晾后的霍山石斛茎放入温度为110～120℃的不锈钢锅中翻炒，边炒边翻动，保持茎秆受热均匀，至叶鞘张开、茎条变得柔软时取出。

（4）揉搓去鞘

将炒制后的茎，用力均匀地揉搓，去除叶鞘。揉搓过程中要避免用力过猛导致茎条破损或折断。

（5）绕条加箍

将去鞘后的茎放在30～50℃的文火上进行烘焙，待茎变软后，一边搓捻一边将茎缠绕在直径2～2.5mm的不锈钢丝上，压成紧凑的弹簧状，再用龙须草*Potamogeton pectinatus*将茎的两端固定，缠绕过程中要避免松散、防止茎被折断。

（6）烘焙紧坯

将绕条加箍过后的茎连同不锈钢丝一起置于烘焙器具之上烘焙。烘焙过程中先用70～80℃的中火烘焙，再改用30～50℃的文火烘焙，并根据绕环松紧的程度，按绕条的方向旋紧。同时收紧龙须草。烘焙与紧坯操作要交替进行。

（7）放坯去箍

待烘焙紧坯定型后，将初步定型的石斛茎从不锈钢丝上捋下，并将龙须草去除。

（8）整形

将放坯后的石斛茎用不锈钢剪刀修剪根须，保留2～3条根，根长控制在2～4mm，同时将残留的叶鞘去除。

（9）复火

将整形后的枫斗置于温度70℃左右的器具之上，一边烘焙一边翻动，防止烘焦，等到枫斗外观呈金黄略显青暗，含水率≤8%时起烘放好。烘焙过程中注意经常翻动，以免烘焦。

3. 枫斗分级与质量要求

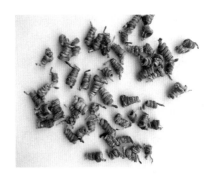

图4-7　霍山石斛枫斗（龙头凤尾）

详见本书"第五章　三、质量评价"中的"霍山石斛产品分级"（图4-7）。

（二）铁皮石斛枫斗加工技术

铁皮石斛枫斗是以铁皮石斛的新鲜茎为原料，经分拣、清洗、炒制、揉搓、绕条、烘焙、整形、复火等工序制成的螺旋状或弹簧状干品。

1. 原料

生产铁皮石斛枫斗的原料，一般选用生长年限为2年以上的铁皮石斛茎，采收铁皮

63

石斛茎的最佳时间为当年的11月至第二年的4月。采收时，用不锈钢剪刀从茎基部2～3节间剪断，只采每丛植株的老茎，将当年生的新茎留下让它继续生长。鲜茎采收后要及时处理，剔除其中病变的茎、枯根和叶片，放置于室内阴凉、通风、干燥处，如果遇到天气较冷的冬天要注意防冻。新采收后要尽可能及时加工。如果不能及时进行加工，可以在10～20℃条件下贮藏不超过2个月，在2～10℃条件下贮藏不超过6个月。

2. 加工方法

（1）分拣整理　将采收后的铁皮石斛植株去除叶片，铁皮石斛新鲜的茎按照茎秆粗细以及茎秆长短进行分类。

（2）清洗摊晾　分拣整理后的铁皮石斛茎放入清水池中，用生活饮用水将泥沙、杂质冲洗干净，然后置于避光、通风、干燥处摊晾1～2天。

（3）炒制　将摊晾后的铁皮石斛茎放入温度为110～120℃的武火不锈钢锅中翻炒，边炒边翻动，保持茎秆受热均匀，至叶鞘张开、茎条变得柔软时取出。

（4）揉搓去鞘　将炒制后的茎，用力均匀地揉搓，去除叶鞘。揉搓过程中要避免用力过猛导致茎条破损或折断。

（5）绕条加箍　将去鞘后的铁皮石斛茎，放在30～50℃的文火上进行烘焙，待茎变软后，用龙须草将茎的一端固定，边搓捻边将茎缠绕在直径2～2.5mm的不锈钢丝上，缠绕成紧凑弹簧状，缠绕过程中要避免缠绕的过于松散，同时要防止用力过猛茎被折断，缠绕结束再用龙须草固定。

（6）烘焙紧坯　将绕条加箍过后的茎连同不锈钢丝一起置于烘焙器具之上烘焙。

烘焙过程中先用110～120℃的武火烘焙，再改用30～50℃的文火烘焙，并根据绕环松紧的程度，按绕条的方向旋紧。同时收紧龙须草。烘焙与紧坯操作要交替进行。

（7）放坯去箍　待烘焙紧坯定型后，将初步定型的石斛茎从不锈钢丝上捋下，并将龙须草去除。

（8）整形　将放坯后的石斛茎用不锈钢剪刀每2～4环剪下，为一粒枫斗（图4-8）。

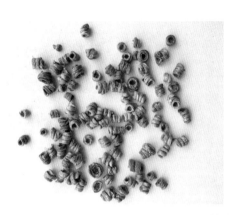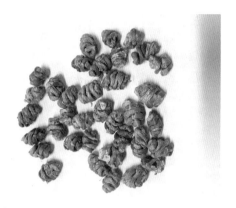

图4-8　铁皮石斛枫斗

（9）复火　将整形后的枫斗颗粒置于温度70℃左右的器具之上，一边烘焙一边翻动，防止烘焦，至含水率≤8%时，起烘放好。烘焙过程中注意经常翻动，以免烘焦。

3. 枫斗质量要求

详见本书"第五章　三、质量评价"中的"铁皮石斛质量要求"。

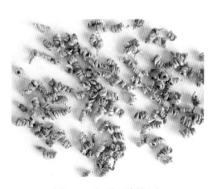

（三）细茎石斛枫斗加工技术

细茎石斛枫斗加工参照霍山石斛及铁皮石斛枫斗加工方法（图4-9）。

图4-9　细茎石斛枫斗

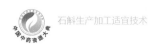

三、石斛鲜条加工方法

（一）霍山石斛鲜条加工方法

1. 采收时间

全年均可采收，最佳时间为每年的11月至次年4月。

2. 采收方法

采收时，只采每丛2年生以上鲜茎，将当年生的新茎留下让它继续生长（图4-10）。

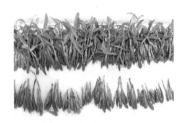

图4-10　霍山石斛鲜条

3. 整理清洗

采收后及时去除花柄及叶片。将整理后的鲜茎放入清洗池内，用生活饮用水清洗。

4. 摊晾

将整理清洗后的霍山石斛茎晾干表面水分。将茎按粗细、长短分类，置阴凉通风处，防冻。

5. 等级标准与质量要求

详见本书"第五章　三、质量评价"中相关内容。

6. 包装与贮存

鲜条应用符合食品包装材料要求，且透气的材料包装，不能密封。

应在2～6℃条件下贮存。不得与有毒、有异味、潮湿的物品同一空间存放。按等级、规格分别贮存。防冻伤。

（二）铁皮石斛、细茎石斛鲜条加工方法（图4-11和图4-12）

参照霍山石斛鲜条加工方法。

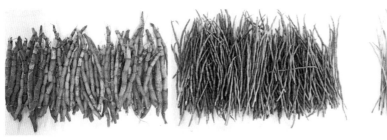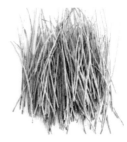

图4-11　铁皮石斛鲜条　　　　　图4-12　细茎石斛鲜条

四、石斛叶茶加工技术

（一）霍山石斛叶茶加工技术

霍山石斛叶茶是以霍山石斛鲜叶为原料，经过采收、清理、分拣、杀青、揉捻、初烘、复烘、再烘等加工方法而制得的产品。

1. 原料

采收霍山石斛的新鲜叶片，除去杂物，将清理后的霍山石斛鲜叶置于阴凉通风处摊晾。

2. 加工方法

（1）杀青　将霍山石斛鲜叶放入干净的不锈钢锅中，用竹丝帚或节花帚翻炒，武火翻炒1～2分钟，主要起杀青作用。

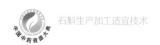

（2）揉捻　炒至叶片变软时，边炒边揉，使叶子逐渐成为一定形状，用力大小视鲜叶嫩度不同而异，嫩叶要提炒轻翻，老叶则需稍加大力度。炒至叶子基本定型，含水率30%左右时即可出锅。

（3）初烘　均匀摊放在烘箱筛网上，初次烘焙温度设定100℃左右，2小时左右取出；置于通风干燥处，冷凉，回软。

（4）复烘　将冷凉的石斛叶放回烘箱中，温度设定80℃左右，1～2小时取出；置于通风干燥处冷凉。

（5）再烘　将冷凉的石斛叶再次放回烘箱中，温度设定100～110℃，烘1～2小时，提香，至含水率≤8%。起烘，放好。

3. 产品分级

（1）外观标准　见表4-1。

表4-1　霍山石斛叶茶外观等级标准

等级 项目	一级	二级	三级
色泽	色泽一致	色泽基本一致	色泽相近
整齐度	大小一致，无破碎叶	大小基本一致，破碎叶≤3%	大小基本一致，破碎叶≤5%
气味	具有产品固有的香气和滋味，无异味。	具有产品固有的香气和滋味，无异味。	具有产品固有的香气和滋味，无异味。

（2）理化指标　见表4-2。

表4-2 霍山石斛叶茶理化标准

项目	指标
水分	≤8%
镉（干重）	≤0.3mg/kg
砷（干重）	≤2.0mg/kg
汞（干重）	≤0.2mg/kg
黄曲霉毒素B_1	≤5.0μg/kg

（二）其他石斛叶茶加工技术

参照霍山石斛叶茶的加工方法（图4-13）。

五、石斛干花加工技术

（一）霍山石斛干花加工技术

霍山石斛干花产品是以霍山石斛花或花蕾为原料，经过采收、清理、分拣、摊

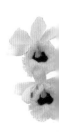

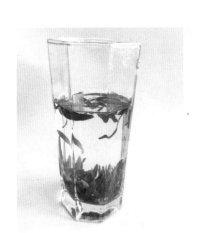
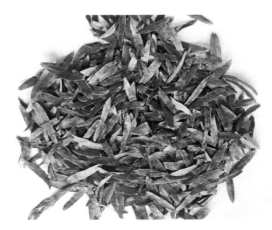

图4-13 霍山石斛叶茶

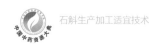

晾、初烘、复烘、再烘等加工方法而制得的霍山石斛花的干制产品。

1. 原料

采收时间选择霍山石斛的花期，采收时用不锈钢剪刀，连同花柄剪下霍山石斛盛开前的花，采收后，去除花中叶片等杂物，按盛开的花和花蕾分开，分别处理。将清理后的霍山石斛花置于阴凉通风处摊晾。

2. 加工方法

（1）采收　在霍山石斛的花期，用不锈钢剪刀连同花柄剪下霍山石斛盛开前的花。

（2）清理、分拣　将采收后的花去除叶片等杂物，按盛开的花和花蕾分开，分别处理。

（3）摊晾　将清理后的霍山石斛花放置于阴凉通风处摊晾。

（4）初烘　将摊晾后的霍山石斛花均匀摊放在烘箱筛网上，初次烘焙温度设定100℃左右，2小时左右取出，置于通风干燥处冷凉。

（5）复烘　复烘温度设定80℃左右，1～2小时取出；置于通风干燥处冷凉回软。

（6）再烘　再烘温度设定80℃左右，历时1～2小时，至含水率≤10%。

3. 质量要求

（1）分级　霍山石斛干花外观颜色一致、花形完整为一级，其他为二级。

（2）理化指标　见表4-3。

70

表4-3 霍山石斛干花理化标准

项目	指标
水分	≤8%
铅（干重）	≤5.0mg/kg
镉（干重）	≤0.3mg/kg
砷（干重）	≤2.0mg/kg
汞（干重）	≤0.2mg/kg
黄曲霉毒素B_1	≤5μg/kg

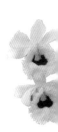

（三）其他石斛干花加工技术

参照霍山石斛干花加工技术（图4-15和图4-16）。

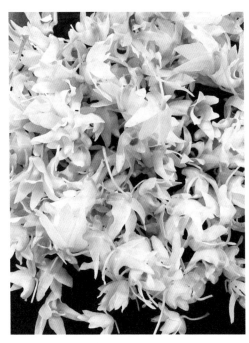

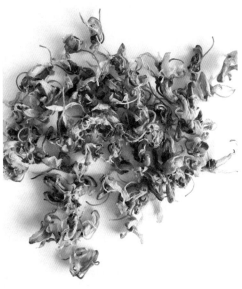

图4-15 铁皮石斛鲜花   图4-16 铁皮石斛干花

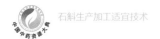

参考文献

［1］DB34/T 2426—2015，霍山石斛枫斗加工技术规程［S］. 北京：中国标准出版社，2015.

［2］DB34/T 486—2016，霍山石斛［S］. 北京：中国标准出版社，2015.

［3］LY/T 2547—2015，铁皮石斛栽培技术规程［S］. 北京：中国标准出版社，2015.

第5章

石斛药材
质量评价

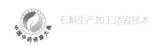

一、本草考证与道地沿革

（一）本草考证

1. 名称

（1）石斛　兰科的石斛属植物，主要生长在亚热带及以南地区，我国该属植物有数十种，现代均习惯作为中药"石斛"入药。

该属植物分布北界在秦岭-淮河一线，北界的大别山区，生长一种优质石斛，称为霍山石斛，一直被视为石斛之珍品。它生长在该属植物分布的北部边缘，空气湿度小，只能长于林下的石头上，营养缺乏，肉质茎特别短小，而略扭曲，但味甘、黏液多，嚼之无渣，滋润之力最强，被视为珍品。南方种类生长在常绿林中，湿度大，由石生而到木生，以树皮为基质，营养丰富，植株高大，味变苦，纤维多，黏液少，失去滋润之功，而以清热为主，古人认定石斛乃石上所生，木上者不可用。

"斛"之改"斛"，是回归原貌。石斛之"斛"，与石斛之形，功等各方面难找对应之处，但同为"角"旁的"斛"，读qiú，音求也，与其相似，该字喻生病山羊之角，纠而不直，又小又曲之状。生长于北界的优质霍山石斛，其形正好符合"斛"之状态，生于石上，又小又曲，似角而纠结集合也。"石斛"原名"石斛"，因长期传承过程中，误笔而成"斛"也。优质的霍山石斛给我们解开了历史之谜，也订正了石斛之名，同时也将对植物分类的石斛所在属名进行订正。这一现象也启示我们，神农著书年代，与后来传承有一历史间隔，以致"斛"字被误读而人们几千年都无法察觉。

石斛，指在亚热带北缘，生长于石头上，滋润能力较强的种类，霍山石斛是首选之种，其形态、功能最为一致，其次尚有细茎石斛，习称铜皮石斛，还有铁皮石斛。后两者只有生于石上才属于"石斛"，若生于木上，则又当另论了。

"石斛"与"木兰"，皆为石斛属植物，以生态而分，生于石上者名石斛，生于木上者则称木兰。两者均有"一名林兰"，林中之兰花也，生于石上，生于木上，皆在林中；石斛本为兰科植物，花俗称石斛兰也，所以两者皆有"一名林兰"之称。

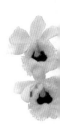

（2）木兰　神农之"木兰"，原先人们认为，树木之中，花似兰者，药选木兰科植物木兰之木或树皮也。神农为使后人不产生误解，补充"一名林兰"，由此可知该药非木之兰，而是林中之兰也，认为是树木之兰者无法与林兰相吻合。当与石斛之考互相联系，石斛属为兰科植物，有"石斛兰"之称。该类植物生于北方石上为"石斛"，生于南方树上称"木兰"，石斛与木兰均是生长在林中之兰，所以两者均有"一名林兰"之称。

以木为基质，生于亚热带南部的石斛属植物，味则苦也。苦寒之品，以清热为主，"主身大热在皮肤中，去面热赤疱、酒糟鼻等。"因生树皮上，治"恶风癫疾，阴下痒湿"，又属其功能也。

同属石斛属植物，因生长基质不同，地理分布不同，药性完全不同。由此可见，

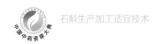

生态是考察药性的重要因素。

生于树上之石斛属植物，个体硕大，缺少滋润物质，茎纤维化，习称"木斛"、"大黄草"，此类植物有：金钗石斛、马鞭石斛（流苏石斛）、黄草石斛（束花石斛）、美花石斛等，它们与生于石上的石斛性味不同，功效分异，古人已能分辨清楚，今人不该再次制造混乱。

2. 基原

石斛始载于《神农本草经》，但并未对其形态特征进行描述。石斛的形态特征描述首见于宋《本草图经》："多在山谷中。五月生苗，茎似竹节，节节间出碎叶。七月开花，十月结实，其根细长，黄色。"并附有温州石斛、春州石斛两图。其中温州石斛根呈须根状，茎直立，有节，上部节处有叶，叶互生；春州石斛图中还详细描述了石斛的生长环境，生长于岩石上，石上有树遮阴，描述了石斛生长于阴凉的山坡石缝中。根据《本草图经》的形态描述和附图可以推断应为石斛属*Dendrobium*植物中附生于石上的类群。其中以霍山石斛、铁皮石斛、金钗石斛记载最为详细。

（1）霍山石斛 《本草纲目拾遗》首次记载有"霍山石斛"一条，谓："石斛，出江南霍山，形较钗斛细小，色黄，而形曲不直，有成毯者……嚼之微有浆，粘牙，味甘微咸，形缩着真……米心石斛。以其形如累米，多节，类竹鞭，干之成团，他产者不能米心，亦不能成团也"。按产自安徽霍山且形体短小如累米，色黄味甘，嚼之粘齿者，只有霍山石斛。

赵学敏对霍山石斛非常推崇，认为："霍山石斛，最佳……其功长于清胃热，惟胃肾有虚热者宜之，虚而无火者忌用"。名医张山雷在《本草正义》中对霍山石斛的临床功效进行了高度评价："若老人虚人，胃液不足者，而不宜大寒者，则霍山石斛为佳。"综上所述，霍山石斛一直被当作补胃益肾，养阴清热的上品，以补为主，清降为辅。

（2）铁皮石斛　"铁皮"首见于《本草正义》："必以皮色深绿，质地坚实，生嚼之脂膏粘舌，味厚味甘者为上品，名铁皮鲜斛，价亦较贵。"通过张山雷对铁皮鲜斛的性状描述可知，这里所述铁皮鲜斛与今石斛属铁皮石斛的性状一致。《中国药物标本图影》中绘有"铁皮鲜石斛"的影像，该影像生动地描绘了铁皮鲜石斛的形态和植株状态，与铁皮石斛一致。

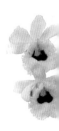

（3）金钗石斛　金钗石斛之名首见于宋《本草衍义》中，但对其概述不够详实。真正对金钗石斛有详细形态描述见于明《本草纲目》："其茎状如金钗之股，故古有金钗石斛之称。今蜀人栽之，呼为金钗花……开红花。"根据其描述可知，当时所用金钗石斛在四川已有栽培，石斛茎黄而扁平，形如金钗，花红色，故应为石斛属金钗石斛。而后金钗石斛的描述在《本草汇言》《本草逢原》等本草著作中均有收载。

3. 功效

石斛的功效主治，历代本草记载如下。

《神农本草经》："石斛，味甘，平。主伤中；除痹，下气，补五脏虚劳羸瘦，强阴。久服厚肠胃；轻身延年。"

南朝梁代《名医别录》谓其："无毒。主益精，补内绝不足，平胃气，长肌肉。逐皮肤邪热痱气，脚膝疼冷痹弱。久服定志，除惊。"

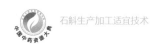

南朝梁代《本草经集注》：则另有"久服浓肠胃，轻身，延年，逐皮肤邪热痱气，久服定志，除惊。"

五代《日华子本草》："石斛，治虚损劣弱，壮筋骨，暖水脏，轻身益智，平胃气，逐虚邪。"

宋代《证类本草》：石斛，引药性论云："益气除热，主治男子腰肢软弱，健阳，逐皮肌风痹，骨中久冷虚损，补肾，积精，腰痛，养肾气，益力。"引雷公曰："石斛锁涎，涩丈夫元气，服满一镒，永无骨痛。"

明代《本草蒙筌》："石斛，味甘，气平无毒却惊定志，益精强阴壮筋骨，补虚羸，健脚膝，驱冷痹。皮外邪热堪逐，胃中虚火能除。浓肠胃，轻身，长肌肉，下气。"

明代《本草汇言》："石斛，味甘淡，微涩，气平，无毒。气薄味厚，阴中之阳也，降也。入足太阴、少阴二经。治五痿五痹……或三消五膈，胃败髓枯……或血冷精寒，子嗣勿育。"

明代《本草纲目》："石斛，甘、淡、微咸，治发热自汗，痈疽排脓内塞。""石斛气平，味甘、淡、微咸，阴中之阳，降也。乃足太阴脾、足少阴右肾之药。"引深师云："囊湿精少，小便余沥者，宜加之。一法：每以二钱入生姜一片，水煎代茶饮，甚清肺补脾也。"

清代《本草求真》："石斛，以治虚热。""补性虽有，亦惟在人谅病轻重施用可耳。""凡骨痿痹弱、囊湿精少、小便余沥者最宜。"

清代《得配本草》："金钗石斛。甘、淡、微寒。入足太阴、少阴，兼入足阳明经。清肾中浮火，而摄元气。除胃中虚热，而止烦渴""但力薄必须合生地奏功。配菟丝，除冷痹。（精气足也）佐生地，浓肠胃。（湿热去也，虚寒者用之，泄泻不止。）"另一种为钗斛："苦，寒。入足阳明、太阴经。胃火炽盛，嘈杂善饥，营中蕴热，烦闷多汗，大有清解之功。"

清代《本草述钩元》："气平。味浓气薄。阳中阴也。入足阳明少阴。亦入手少阴经。主治伤中。除痹下气。平胃气除热。清气益气。补肾暖水脏。壮筋骨。强阴益精。补五脏虚劳羸瘦。逐皮肤邪热痱气。脚膝冷疼痹弱。治胃中虚热有功。方书治中风虚劳。消瘅积聚。虚烦不能食，咳嗽喘逆反胃，诸见血证协痛，痿痹脚气，小便数淋或不禁，口齿唇舌耳病。"

清代《本草纲目拾遗》：载"霍石斛，彼土人以代茶茗，云极解暑醒脾，止渴利水，益人气力。"并引陈廷庆云："清胃除虚热，生津已劳损，以之代茶，开胃健脾。功同参芪。""定惊疗风，能镇涎痰解暑，甘芳降气。其功长于清胃热，惟胃肾有虚热者宜之，虚而无火者忌用。"

民国《中国药学大辞典》石斛"养胃阴除湿热。用作健胃强壮药。"

《中国药典》（2015年版）石斛"益胃生津，滋阴清热。用于热病津伤，口干烦渴，胃阴不足，食少干呕，病后虚热不退，阴虚火旺，骨蒸劳热，目暗不明，筋骨痿软。"

4. 用法

（1）鲜用　石斛鲜用，在唐代已有记载，《新修本草》："生酒渍服，乃言胜干者。"《外台秘要》卷17引《延年秘录》"生石斛酒"亦强调用"生石斛三斤捶碎泡酒"；但在宋、元、明代医籍中少见提及。清代以后，石斛鲜用甚为普遍。《药性切用》"金石斛"条云："鲜者大寒，尤能泄热益阴。"《药笼小品》"鲜石斛清养胃阴，调理之病，最妙之品。"《本草害利》"虚证宜干，实证宜鲜。"《本草正义》："若肺胃火炽，津液已耗，舌质深赤干燥，或焦黑嗜饮者，必须鲜斛，清热生津，力量尤伟。"石斛鲜用时除称"生石斛"外，更多称"鲜石斛"。

（2）干用　古代医籍中，石斛鲜用会特别注明，而干品入药则不加以说明，在含石斛古方中较为普遍，且多入丸、散、汤药使用，特殊的是入汤剂时，多强调先煎久熬，如清代《本草汇纂》："石斛，非先入药久熬，其汁莫出。"又如《评琴书屋医略》卷2治呕吐用"金钗石斛五钱，先煎"、卷3凤浦冯君案用"麦门冬汤加钗斛二钱（与丽参同先煎）"。除以上用法外，还有泡酒、茶饮、熬膏用。

泡酒：石斛泡酒服用多见于复方，宋代以后医籍中石斛入酒剂的记载很多，且往往不经炮制直接使用，如《圣济总录》卷5"石斛浸酒方"，《太平圣惠方》卷23"石斛浸酒方"等均未经炮制直接用于酒剂。

茶饮：石斛茶饮有清肺、醒脾、解暑、利水等功效。《本草纲目》载："石斛……深师云，囊湿精少，小便余沥者，宜加之。一法，每以二钱入生姜一片，水煎代茶饮，甚清肺补脾也。"《本草汇》认为："石斛……气性宽缓，无捷奏之能，古人以此代茶，甚清上膈。"《本草纲目拾遗》云："霍石斛，出江南霍山，形较钗斛细小，色黄而形曲不直，有成球者，彼土人以代茶茗，云极解暑醒脾，止渴利水，益人气力。"可见自明代以来，石斛茶饮情况比较普遍。

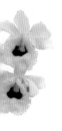

熬膏：自清代起，许多医家推崇将石斛单味药久熬成膏后使用，如《惠直堂经验方》卷1龙虎小还丹"将石斛酒水煎膏"，《本草纲目拾遗》卷3霍石斛"或取熬膏饷客"。显然古人已认识到石斛按常规煎煮难达药效，须久熬成膏使用才好，《本草备要》云："石斛石生之草，体瘦无汁味淡难出，置之煎剂，猝难见功，必须熬膏，用之为良。"《本草求真》云："以其本生于石，体坚质硬，故能补虚弱，强筋助骨也；但形瘦无汁，味淡难出，非经久熬，气味莫泄，故止可入平剂，或熬膏用之良。"《罗氏会约医镜》亦谓："石斛如金钗，股短而中实，生石上味甘者良；但体瘦味淡，煎难见功，熬膏乃效。"可见石斛熬膏在清代十分盛行。

（3）枫斗 "枫斗"是石斛经特殊工艺加工而成的商品，是用石斛属一些细茎类型而富含黏性的石斛，经过烘焙软化，除去叶鞘，卷曲成紧密或疏松团状、弹簧状等。但枫斗加工始于何时，已难以考证。《太平御览》记载《荆州记》中石斛"精好如金环也"。这里的"金环"可能与今"枫斗"一致。清《本草纲目拾遗》载"出江南霍山，形较钗斛细小，色黄，而形曲不直，有成球者……干之成团，他产者不能米心，亦不成团也。""球"泛指球形物或内实填充料的皮球，"成团"也就是呈团块状的意思。根据赵学敏的描述，可知霍山石斛有二种，一种因直接干燥而呈形曲不直的商品，另一种可能是现代所谓"枫斗"的雏形。真正记载枫斗是在《中国药学大辞典》，书中记载有"风斗石斛""真风斗""风石斛"。《中国药物标本图影》一书中绘有"耳环石斛"的图片，其扭曲成团状，和现代枫斗一致。《药材资料汇编》认为枫斗为一种加工品，将鲜铁皮条子老结的，长约一寸二三分的拣出，剪去须根，用清水洗净，晾干后，放铁锅内加工而成。《中药学》书中则记载了霍山石斛的加工方法："霍山石斛……若以五六分长最短嫩芽，蒸制盘结而成龙头凤尾者，称绿毛枫斗；若制成耳环形者，称耳环石斛。"虽然枫斗的起源时间难以考证，但是从历代本草中可以判明，民国时期，枫斗已成为石斛类药材的主要商品形态之一。迄今，已有30多种石斛都被加工为各种枫斗，说明枫斗已经成为当前石斛药材的最主要商品形态。

（二）道地沿革

石斛的产地，最早见于《名医别录》："生六安水傍石上。"《本草图经》："今荆、湖、川、广州郡及温、台州亦有之，以广南者为佳。"《本草品汇精要》："广南者佳"。

《本草纲目》："处处有之，以蜀中者胜。"《本草汇言》："蜀中所产，入药最良。"《本草乘雅半偈》《本草崇原》皆认为蜀地所产石斛质量为佳。《本草从新》："温州最上，广西略次，广东最下。"

霍山石斛自古以来就被医家认为是石斛中质量最佳者，直到现在，其在市场上仍是质优价高者，赵学敏对其进行了高度评价："出六安及颖州府霍山县，名霍山石斛，最佳。"乾隆《霍山县志》："因采购者众，本山搜剔已空。"而到了光绪《霍山县志》："石斛则又搜求殆尽，寥寥如辰星矣。"可见霍山石斛在清代受到了医家的推崇，一度造成资源匮乏。民国名医张山雷同样认为，霍山石斛对治疗老人虚人胃液不足效果最佳。直到现在，霍山石斛仍受到一致好评，市场上以其他石斛冒充霍山石斛的报道层出不穷。

二、药用性状与鉴别

石斛和铁皮石斛的药用性状与鉴别，根据《中国药典》叙述如下。

（一）石斛

本品为兰科植物金钗石斛 *Dendrobium nobile* Lindl.、鼓槌石斛 *Dendrobium chrgsotoxum* Lindl. 或流苏石斛 *Dendrobium fimbriatum* Hook. 的栽培品及其同属植物近似种的新鲜或干燥茎。全年均可采收，鲜用者除去根和泥沙；干用者采收后，除去杂质，用开水略烫或烘软，再边搓边烘晒，至叶鞘搓净，干燥。

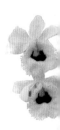

1. 性状

（1）鲜石斛　呈圆柱形或扁圆柱形，长约30cm，直径0.4～1.2cm。表面黄绿色，光滑或有纵纹，节明显，色较深，节上有膜质叶鞘。肉质多汁，易折断。气微，味微苦而回甜，嚼之有黏性。

（2）金钗石斛　呈扁圆柱形，长20～40cm，直径0.4～0.6cm，节间长2.5～3cm。表面金黄或黄中带绿色，有深纵沟。质硬而脆，断面较平坦而疏松。气微，味苦。

（3）鼓槌石斛　呈粗纺锤形，中部直径1～3cm，具3～7节。表面光滑，金黄色，有明显凸起的棱。质轻而松脆，断面海绵状。气微，味淡，嚼之有黏性。

（4）流苏石斛等　呈长圆柱形，长20～150cm，直径0.4～1.2cm，节明显，节间长2～6cm。表面黄色至暗黄色，有深纵槽。质疏松，断面平坦或呈纤维性。味淡或

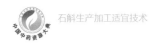

微苦，嚼之有黏性。

2. 鉴别

（1）本品横切面

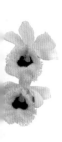

金钗石斛　表面细胞1列，扁平，外被鲜黄色角质层。基本组织细胞大小较悬殊，有壁孔，散在多数外韧型维管束，排成7～8圈。维管束外侧纤维束新月形或半圆形，其外侧薄壁细胞有的含类圆形硅质块，木质部有1～3个导管直径较大。含草酸钙针晶细胞多见于维管束旁。

鼓槌石斛　表面细胞扁平，外壁及侧壁增厚，胞腔狭长形；角质层淡黄色。基本组织细胞大小差异较显著。多数外韧型维管束略排成10～12圈。木质部导管大小近似。有的可见含草酸钙针晶束细胞。

流苏石斛　表皮细胞扁圆形或类方形，壁增厚或不增厚。基本组织细胞大小相近或有差异，散列多数外韧型维管束，略排成数圈。维管束外侧纤维束新月形或呈帽状，其外缘小细胞有的含硅质块；内侧纤维束无或有，有的内外侧纤维束连接成鞘。有的薄壁细胞中含草酸钙针晶束和淀粉粒。

粉末灰绿色或灰黄色。角质层碎片黄色；表皮细胞表面观呈长多角形或类多角形，垂周壁连珠状增厚。束鞘纤维成束或离散，长梭形或细长，壁较厚，纹孔稀少，周围具排成纵行的含硅质块的小细胞。木纤维细长，末端尖或钝圆，壁稍厚。网纹导管、梯纹导管或具缘纹孔导管直径12～50μm。草酸钙针晶成束或散在。

（2）色谱

金钗石斛　取本品（鲜品干燥后粉碎）粉末1g，加甲醇10ml，超声处理30分钟，滤过，滤液作为供试品溶液。另取石斛碱对照品，加甲醇制成每1ml含1mg的溶液，作为对照品溶液。照薄层色谱法（通则0502）试验，吸取供试品溶液20μl、对照品溶液5μl，分别点于同一硅胶G薄层板上，以石油醚（60～90℃）–丙酮（7：3）为展开剂，展开，取出，晾干，喷以碘化铋钾试液。供试品色谱中，在与对照品色谱相应的位置上，显相同颜色的斑点。

鼓槌石斛　取鼓槌石斛（含量测定）项下的续滤液25ml，蒸干，残渣加甲醇5ml使溶解，作为供试品溶液。另取毛兰素对照品，加甲醇制成每1ml含0.2mg的溶液，作为对照品溶液。照薄层色谱法（通则0502）试验，吸取供试品溶液5～10μl、对照品溶液5μl，分别点于同一高效硅胶G薄层板上，以石油醚（60～90℃）–乙酸乙酯（3：2）为展开剂，展开，展距8cm，取出，晾干，喷以10%硫酸乙醇溶液，在105℃加热至斑点显色清晰。供试品色谱中，在与对照品色谱相应的位置上，显相同颜色的斑点。

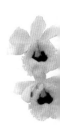

流苏石斛等　取本品（鲜品干燥后粉碎）粉末0.5g，加甲醇25ml，超声处理45分钟，滤过，滤液蒸干，残渣加甲醇5ml使溶解，作为供试品溶液。另取石斛酚对照品，加甲醇制成每1ml含0.2mg的溶液，作为对照品溶液。照薄层色谱法（通则0502）试验，吸取上述供试品溶液5～10μl、对照品溶液5μl，分别点于同一高效硅胶G薄层板上，以石油醚（60～90℃）–乙酸乙酯（3：2）为展开剂，展开，展距8cm，取出，晾干，喷以10%硫酸乙醇溶液，在105℃加热至斑点显色清晰。供试品色谱中，在与

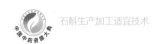

对照品色谱相应的位置上，显相同颜色的斑点。

3. 检查

（1）水分　干石斛，不得过12.0%（通则0832第二法）。

（2）总灰分　干石斛，不得过5.0%（通则2302）。

4. 含量测定

（1）金钗石斛　照气相色谱法（通则0521）测定。

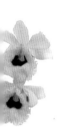

色谱条件与系统适用性试验DB-1毛细管柱（100%二甲基聚硅氧烷为固定相）（柱长为30m，内径为0.25mm，膜厚度为0.25μm），程序升温：初始温度为80℃，以每分钟10℃的速率升温至250℃，保持5分钟；进样口温度为250℃，检测器温度为250℃。理论板数按石斛碱峰计算应不低于10 000。

校正因子测定　取萘对照品适量，精密称定，加甲醇制成每1ml含25μg的溶液，作为内标溶液。取石斛碱对照品适量，精密称定，加甲醇制成每1ml含50μg的溶液，作为对照品溶液。精密量取对照品溶液2ml，置5ml量瓶中，精密加入内标溶液1ml，加甲醇至刻度，摇匀，吸取1μl，注入气相色谱仪，计算校正因子。

测定法　取本品（鲜品干燥后粉碎）粉末（过三号筛）约0.25g，精密称定，置圆底烧瓶中，精密加入0.05%甲酸的甲醇溶液25ml，称定重量，加热回流3小时，放冷，再称定重量，用0.05%甲酸的甲醇溶液补足减失的重量，摇匀，滤过。精密量取续滤液2ml，置5ml量瓶中，精密加入内标溶液1ml，加甲醇至刻度，摇匀，吸取1μl，注入气相色谱仪，测定，即得。

本品按干燥品计算，含石斛碱（$C_{16}H_{25}NO_2$）不得少于0.40%。

（2）鼓槌石斛　照高效液相色谱法（通则0512）测定。

色谱条件与系统适用性试验　以十八烷基硅烷键合硅胶为填充剂；以乙腈-0.05%磷酸溶液（37∶63）为流动相；检测波长为230nm。理论板数按毛兰素峰计算应不低于6000。

对照品溶液的制备　取毛兰素对照品适量，精密称定，加甲醇制成每1ml含15μg的溶液，即得。

供试品溶液的制备　取本品（鲜品干燥后粉碎）粉末（过三号筛）约1g，精密称定，置具塞锥形瓶中，精密加入甲醇50ml，密塞，称定重量，浸渍20分钟，超声处理（功率250W，频率40kHz）45分钟，放冷，再稳定重量，用甲醇补足减失的重量，摇匀，滤过，取续滤液，即得。

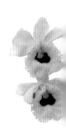

测定法　分别精密吸取对照品溶液与供试品溶液各20μl，注入液相色谱仪，测定，即得。

本品按干燥品计算，含毛兰素（$C_{18}H_{22}O_5$）不得少于0.030%。

5. 饮片

（1）炮制　干石斛除去残根，洗净，切段，干燥。鲜品洗净，切段。

干石斛　本品呈扁圆柱形或圆柱形的段。表面金黄色、绿黄色或棕黄色，有光泽，有深纵沟或纵棱，有的可见棕褐色的节。切面黄白色至黄褐色，有多数散在的筋脉点。气微，味淡或微苦，嚼之有黏性。

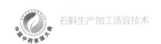

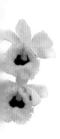

鲜石斛　呈圆柱形或扁圆柱形的段。直径0.4～1.2cm。表面黄绿色，光滑或有纵纹，肉质多汁。气微，味微苦而回甜，嚼之有黏性。

（2）鉴别　（除横切面外）

（3）检查　同药材。

（4）性味与归经　甘，微寒；归胃、肾经。

（5）功能与主治　益胃生津，滋阴清热。用于热病津伤，口干烦渴，胃阴不足，食少干呕，病后虚热不退，阴虚火旺，骨蒸劳热，目暗不明，筋骨痿软。

（6）用法与用量　干品6～12g；鲜品15～30g。

（7）贮藏　干品置通风干燥处，防潮；鲜品置阴凉潮湿处，防冻。

（二）铁皮石斛

本品为兰科植物铁皮石斛*Dendrobium officinale* Kimμra et Migo的干燥茎。11月至翌年3月采收，除去杂质，剪去部分须根，边加热边扭成螺旋形或弹簧状，烘干，或切成段，干燥或低温烘干，前者习称"铁皮枫斗"（耳环石斛）；后者习称"铁皮石斛"。

1. 性状

（1）铁皮枫斗　本品呈螺旋形或弹簧状，通常为2～6个螺纹，茎拉直后长3.5～8cm，直径0.2～0.4cm。表面黄绿色或略带金黄色，有细纵皱纹，节明显，节上有时可见残留的灰白色叶鞘；一端可见茎基部留下的短须根。质坚实。易折断，断面平坦，灰白色至灰绿色，略有质状。气微，味淡，嚼之有黏性。

（2）铁皮石斛　本品呈圆柱形的段，长短不等。

2. 鉴别

（1）本品横切面　表现细胞1列，扁平，外壁及侧壁稍增厚、微木化，外被黄色质层，有的外层可见无色的薄壁细胞组成的叶鞘层。基本薄壁组织细胞多角形，大小相似，其间散在多数维管束，略排成4～5圈，维管束外韧型，外围排列有厚壁的纤维束，有的外侧小型薄壁细胞中含有硅质块。含草酸钙针晶束的黏液细胞多见于近表皮处。

（2）色谱　取本品粉末1g，加三氯甲烷-甲醇（9∶1）混合溶液15ml，超声处理20分钟，滤过，滤液作为供试品溶液。另取铁皮石斛对照药材1g，同法制成对照药材溶液，照薄层色谱法（通则0502）试验，吸取上述两种溶液各2～5μl，分别点于同一硅胶G薄层板上，以甲苯-甲酸乙酯-甲酸（6∶3∶1）为展开剂，展开，取出，烘干，喷以10%硫酸乙醇溶液，在95℃加热约3分钟，置紫外光灯（365nm）下检视。供试品色谱中，在与对照药材色谱相应的位置上，显相同颜色的荧光斑点。

3. 检查

（1）甘露糖与葡萄糖峰面积比　取葡萄糖对照品适量，精密称定，加水制成每1ml含50μg的溶液，作为对照品溶液。精密吸取0.4ml，按（含量测定）甘露糖项下方法依法测定。供试品色谱中，甘露糖与葡萄糖的峰面积比应为2.4～8.0。

（2）水分　不得过12.0%（通则0832第二法）。

（3）总灰分　不得过6.0%（通则2302）。

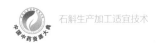

4. 浸出物 照醇溶性浸出物测定法（通则2201）项下的热浸法测定，用乙醇作溶剂，不得少于6.5%。

5. 含量测定

（1）多糖 对照品溶液的制备 取无水葡萄糖对照品适量，精密称定，加水制成每1ml含90μg的溶液，即得。

标准曲线的制备 精密量取对照品溶液0.2ml、0.4ml、0.6ml、0.8ml、1.0ml，分别置10ml具塞试管中，各加水补至1.0ml，精密加入5%苯酚溶液1ml（临用配制），摇匀，再精密加硫酸5ml，摇匀，置沸水浴中加热20分钟，取出，置冰浴中冷却5分钟，以相应试剂为空白，照紫外可见分光光度法（通则0401）在488nm的波长处测定吸光度，以吸光度为纵坐标，浓度为横坐标，绘制标准曲线。

供试品溶液的制备 取本品粉末（过三号筛）约0.3g，精密称定，加水200ml，加热回流2小时，放冷，转移至250ml量瓶中，用少量水分次洗涤容器，洗液并入同一量瓶中，加水至刻度，摇匀，滤过，精密量取续滤液2ml，置15ml离心管中，精密加入无水乙醇10ml，摇匀，冷藏1小时，取出，离心（转速为每分钟4000转）20分钟，弃去上清液（必要时滤过），沉淀加80%乙醇洗涤2次，每次8ml，离心，弃去上清液，沉淀加热水溶解，转移至25ml量瓶中，放冷，加水至刻度，摇匀，即得。

测定法 精密量取供试品溶液1ml，置10ml具塞试管中，按标准曲线配制备项下的方法，自"精密加入5%苯酚溶液1ml"起测定吸光度，从标准曲线上读出供试品溶液中无水葡萄糖的量，计算，即得。

本品按干燥品计算，含铁皮石斛多糖以无水葡萄糖（$C_6H_{12}O_6$）计，不得少于25.0%。

（2）甘露糖　照高效液相色谱法（通则0512）测定。

色谱条件与系统适用性试验，以十八烷基硅烷键合硅胶为填充剂；以乙腈–0.02mol/L的乙酸铵溶液（20∶80）为流动相；检测波长为250nm。理论板数按甘露糖峰计算应不低于4000。

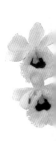

校正因子测定　取盐酸氨基葡萄糖适量，精密称定，加水制成每1ml含12mg的溶液，作为内标溶液。另取甘露糖对照品约10mg，精密称定，置100ml量瓶中，精密加入内标溶液1ml，加水适量使溶解并稀释至刻度，摇匀，吸取400μl，加0.5mol/L的PMP（1–苯基–3–甲基–5–吡唑啉酮）甲醇溶液与0.3mol/L的氢氧化钠溶液各400μl，混匀，70℃水浴反应100分钟。再加0.3mol/L的盐酸溶液500μl，混匀，用三氯甲烷洗涤3次，每次2ml，弃去三氯甲烷液，水层离心后，取上清液10ml，注入液相色谱仪，测定，计算校正因子。

测定法　取本品粉末（过三号筛）约0.12g，精密称定，置索氏提取器中，加80%乙醇适量，加热回流提取4小时，弃去乙醇液，药渣挥干乙醇，滤纸筒拆开置于烧杯中，加水100ml，再精密加入内标溶液2ml，煎煮1小时并时时搅拌，放冷。加水补至约100ml，混匀，离心，吸取上清液1ml，置安瓿瓶或顶空瓶中，3.0mol/L的盐酸溶液0.5ml，封口，混匀，110℃水解1小时，放冷，用3.0mol/L的氢氧化钠溶液调节pH至中性，吸取400μl，照校正因子测定方法，自"加0.5mol/L的PMP甲醇溶液"起，依法操作，取上清液10µl，注入液相色谱议，测定，即得。

本品按干燥品计算，含甘露糖（$C_6H_{12}O_6$）应为13.0%～38.0%。

6. **性味与归经**　甘，微寒。归胃、肾经。

7. **功能与主治**　益胃生津，滋阴清热。用于热病津伤，口干烦渴，胃阴不足，

食少干呕，病后虚热不退，阴虚火旺，骨蒸劳热，目暗不明，筋骨痿软。

8. **用法与用量**　6～12g。

9. **贮藏**　置通风干燥处，防潮。

三、质量评价

（一）霍山石斛产品分级

1. 霍山石斛枫斗外观等级标准

见表5-1。

表5-1　霍山石斛枫斗外观等级标准

等级	标准
特级	大小、色泽一致。表面呈黄绿色，紧凑弹簧状，环绕紧密，茎基部和茎梢翘出，形如龙头和凤尾。嚼之有浓厚黏滞感，清香、回甘
一级	大小、色泽基本一致。表面呈黄绿色或淡黄色，紧凑弹簧状，环绕紧密，茎基部和茎梢翘出，形如龙头和凤尾。嚼之有浓厚黏滞感，清香、回甘
二级	大小、色泽相近。表面呈黄绿色或淡黄色，紧凑弹簧状，环绕紧密，一端仅留有茎基部或者茎梢。嚼之有黏滞感，香味清淡

（1）检验方法　采用目测，鼻嗅，咀嚼进行。

（2）检验规则

组批原则：同一产地、同一品种、同一采收时间、同一加工时间、同一加工单位的产品为同一批次。

抽样方法：执行《中华人民共和国药典》药材取样法。

2. 霍山石斛枫斗理化指标

见表5-2。

表5-2　霍山石斛枫斗理化指标

项目	指标
水分	≤8%
多糖	≥17.00%
总生物碱	≥0.025%
铅	≤5.0mg/kg
镉	≤0.3mg/kg
砷	≤2.0mg/kg
汞	≤0.2mg/kg
铜	≤20.0mg/kg
黄曲霉毒素B_1	≤5μg/kg

3. 霍山石斛鲜条等级标准与质量要求

（1）外观标准　霍山石斛鲜条外观标准见表5-3。

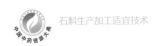

表5-3 霍山石斛鲜条外观等级标准

等级		特级	一级	二级
色泽		色泽一致	色泽基本一致	色泽不一致
整齐度	长	长度差≤10%	长度差≤20%	长度差≤30%
	粗	粗度差≤10%	粗度差≤20%	粗度差≤30%
口感		咀嚼有浓厚黏滞感，清香	咀嚼有黏滞感，清香	咀嚼有黏滞感较差，清香

（2）理化指标 霍山石斛鲜条理化指标见表5-4。

表5-4 霍山石斛鲜条理化标准

项目	指标
多糖（干重）	≥17mg/kg
总生物碱（干重）	≥0.025mg/kg
铅（干重）	≤5.0mg/kg
镉（干重）	≤0.3mg/kg
砷（干重）	≤2.0mg/kg
汞（干重）	≤0.2mg/kg
黄曲霉毒素B_1	≤5.0μg/kg

（二）铁皮石斛质量要求

1. 感官指标

感官指标应符合表5-5的要求。

表5-5　感官指标

项目	铁皮石斛鲜品	铁皮枫斗
色泽	表面黄绿色、灰绿色或紫绿色	黄绿色
气味	略具青草香气，味淡或微甜，嚼之初有黏滑感，继有浓厚黏滞感	味淡，后微甜，嚼之初有黏滑感，继有浓厚黏滞感
性状	圆柱形，横断面圆形，节间微胖；节明显，节间1.3～1.7cm，不分枝，茎粗2～6mm，节间常见灰白色叶鞘。质坚实，易折断，断面平坦，灰白色至灰绿色，略角质状	呈螺旋形或弹簧状，一般为2～6个旋纹，茎拉直后长3.5～8cm，直径0.2～0.4cm，表面有细纵皱纹，质坚实，易折断，断面平坦，节间常见灰白色叶鞘

2. 理化指标

铁皮石斛的理化指标应符合表5-6的要求。

表5-6　理化指标

项目	铁皮石斛鲜品	铁皮枫斗
水分	≤85.0%	≤11.0%
灰分	≤6.0%（低温烘干后）	≤6.0%
浸出物	≤6.5%（低温烘干后）	≤6.5%
粗多糖	≤25.0%（低温烘干后）	≤25.0%
甘露糖	≤13.0%～38.0%（低温烘干后）	≤13.0%～38.0%
甘露糖与葡萄糖的峰面积比值	2.4～8.0（低温烘干后）	2.4～8.0

3. 重金属及其他有害物质指标

铁皮石斛的重金属及其他有害物质指标应符合表5-7的要求。

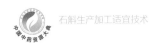

表5-7 重金属及其他有害物质指标

项目	铁皮枫斗（鲜品铁皮石斛低温烘干）
汞（以Hg计）	≤0.2mg/kg
砷（以As计）	≤2.0mg/kg
铅（以Pb计）	≤3.0mg/kg
镉（以Cd计）	≤0.3mg/kg
铜（以Cu计）	≤20mg/kg
黄曲霉毒素B$_1$	≤5.0mg/kg
大肠菌群	≤400mg/kg
六六六	≤0.1mg/kg
DDT	≤0.1mg/kg
五氯硝基苯（PCNB）	≤0.1mg/kg
辛硫磷	≤0.05mg/kg
敌百虫	≤0.1mg/kg

（三）细茎石斛产品分级

细茎石斛枫斗加工方式与霍山石斛相似，霍山石斛枫斗加工整形是用不锈钢剪刀修剪根须，保留根2～3条，根长2～4mm，同时去除残留的叶鞘，为一粒枫斗；细茎石斛枫斗加工整形是用不锈钢剪刀修剪定型的茎，每2～4环为一粒枫斗。所以细茎石斛枫斗产品分级可以借鉴霍山石斛产品分级。

细茎石斛鲜条加工方法与霍山石斛鲜条加工相似，所以细茎石斛鲜条等级标准与质量要求可以借鉴霍山石斛鲜条等级标准与质量要求。

参考文献

［1］王德群. 神农本草经图考［M］. 北京：北京科学技术出版社，2017.

［2］苏颂. 本草图经［M］. 尚志钧，辑校. 合肥：安徽科技出版社，1994.

［3］赵玉姣，韩邦兴，彭华胜，等. 石斛的历代质量评价沿革与变迁［J］. 中国中药杂志，2016，41（7）：1350.

［4］赵学敏. 本草纲目拾遗［M］. 北京：人民卫生出版社，1983.

［5］叶显纯. 本草经典补遗［M］. 上海：上海中医药大学出版社，1997.

［6］李时珍. 本草纲目［M］. 刘衡如，校点. 北京：人民卫生出版社，1979.

［7］陶弘景. 名医别录［M］. 尚志钧，辑校. 北京：人民卫生出版社，1986.

［8］陶弘景. 本草经集注［M］. 尚志钧，辑校. 北京：人民卫生出版社，1994.

［9］日华子. 日华子本草［M］. 尚志钧，辑释. 合肥：安徽科学技术出版社，2005.

［10］唐慎微. 重修政和经史证类备用本草［M］. 北京：人民卫生出版社，1957.

［11］陈嘉谟. 本草蒙筌［M］. 北京：中医古籍出版社，2009.

［12］倪朱谟. 本草汇言［M］. 郑金生，整理. 北京：中医古籍出版社，2005.

［13］黄宫绣. 本草求真［M］. 北京：人民卫生出版社，1987.

［14］严西亭. 得配本草［M］. 上海：上海科学技术出版社，1958.

［15］杨时泰. 本草述钩元［M］. 北京：科技卫生出版社，1958.

［16］苏敬. 新修本草［M］. 尚志钧，辑校. 合肥：安徽科学技术出版社，1981.

［17］王焘. 外台秘要［M］. 北京：人民卫生出版社，1955.

［18］杨文宇，唐盛，石冬俊，等. 石斛加工炮制和用法考［J］. 中国中药杂志，2015，40（14）：2895-2896.

［19］屠道和. 本草汇纂［M］. 曹炳章. 中国医学大成续集（五）. 上海：上海科学技术出版社，2000.

［20］赵佶. 圣济总录［M］. 北京：人民卫生出版社，1962.

［21］郭佩兰. 本草汇［M］. 王小岗，校注. 北京：中医古籍出版社，2012.

［22］汪昂. 本草备要［M］. 王效菊，点校. 天津：天津科学技术出版社，1993.

［23］中国要学会上海分会，上海市药材公司. 药材资料汇编：上册［M］. 上海：科技卫生出版社，1959.

［24］南京中医学院，江苏省中医研究所. 中药学［M］. 北京：人民卫生出版社，1959.

［25］国家药典委员会. 中国人民共和国药典：一部［M］. 北京：中国医药科技出版社，2015：92，282.

［26］DB34/T 2426—2015，霍山石斛枫斗加工技术规程［S］. 北京：中国标准出版社，2015.

［27］DB34/T 486—2016，霍山石斛［S］. 北京：中国标准出版社，2016.

［28］DB33T 635—2015，铁皮石斛生产技术规程［S］. 北京：中国标准出版社，2015.

第6章

石斛现代研究与应用

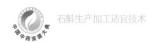
一、化学成分

（一）化学成分概况

1. 多糖

多糖是石斛的主要活性成分之一，其含量及单糖组成在不同种石斛中存在较大差异。霍山石斛中多糖含量为16.6%～33.7%，主要由甘露糖、葡萄糖、阿拉伯糖、木糖、鼠李糖、半乳糖、半乳糖醛酸、葡萄糖醛酸组成，已分离鉴定了DHP-1B23、DHPD₂、DHP-4A、DHPD₁、DHP1A、DHP-W2、HPSEC等均一多糖组分；金钗石斛多糖含量为2.2%～7.74%，由甘露糖、葡萄糖、半乳糖、鼠李糖、阿拉伯糖、木糖等单糖组成，目前已分离鉴定了DNP-W1A、DNP-W1B、DNP-W2、DNP-W3、DNP-W4、DNP-W5和DNP-W6七种均一多糖组分；铁皮石斛多糖含量为18.2%～41.65%，由葡萄糖、木糖、阿拉伯糖、甘露糖、半乳糖、鼠李糖、山梨糖等组成，已分离鉴定了DOPP-1-A1、DCPP3c-1，DOPB1、DOPB2、DOPB3、DOPB4和DOPB5、DCP1、HDCP-W、HDCP-1、HDCP-3、DOP1、DOP2、DOPP-1-A11、DOPP-1-A12、DOP-1-A1、DOP-1、DOP-2-A1、3-A1、4-A1、5-A1、6-A1等多种均一多糖；铜皮石斛多糖含量占其干重的10.11%～15.01%，已分离DMP1a-1、DMP1a-2、DMP2a-1、DMP3a-1、DMP4a-1、MP5a-1、DMP6a-1、DMP7a-1等均一多糖；流苏石斛中多糖含量为3.35%～10.34%，主要由甘露糖、葡萄糖、半乳糖等组成，已分离鉴定了WDFP-1a、WDFP-1b、

WDFP-1c三种均一多糖；鼓槌石斛多糖含量13.2%～24%，主要有甘露糖、葡萄糖、鼠李糖、木糖、阿拉伯糖、半乳糖组成，已分离鉴定了DCP-W1、DCP-W2和DCP-W3三种均一多糖组分。

2. 生物碱

生物碱类成分是最早从石斛属植物中分离得到的化合物。从1932年铃木秀干等从金钗石斛中首次获得生物碱并命名为石斛碱（dendrone）以来，共从14种石斛属植物中分离获得34个生物碱，其中有7种植物含有石斛碱类生物碱（即倍半萜类生物碱）21个，8种石斛含有四氢吡咯类、吲哚联啶类、苯酞四氢吡咯类、咪唑类等类型且彼此无共同母核的生物碱15个。

生物碱含量在不同石斛中相差较大。金钗石斛生物碱含量约占干重的0.5%，而霍山石斛、铁皮石斛、铜皮石斛中生物碱含量仅占干重的0.02%～0.04%。

3. 倍半萜及其糖苷类

2000年以前对石斛属植物倍半萜类成分的报道很少，近几年的研究发现，倍半萜及其糖苷类化合物也是石斛属中含量较高的一类成分。到目前为止，已从5种石斛中分离得到28个倍半萜类化合物，其中Picrotoxane型倍半萜20个，Copacamphane型倍半萜1个，Alloaromadendrane型倍半萜4个，Cyclocopacamphane型倍半萜2个，Cadinene型倍半萜1个；已从2种石斛中分离得到16个倍半萜糖苷类化合物，其中Picrotoxane型倍半萜糖苷7个，Copacamphane型倍半萜糖苷1个，Alloaromadendrane型倍半萜糖苷4个，Cyclocopacamphane型倍半萜糖苷1个，Cadinene型倍半萜糖苷2个，Emmotin型倍半萜糖苷1个。

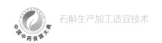

4. 菲类及联苄类

菲类和联苄类是近年来从石斛属植物中分离得到的化合物，最先从金钗石斛分离得到，因具有抗肿瘤、清除自由基、免疫调节等功效而备受关注。到目前为止，研究人员先后从12种石斛中分离出具有菲核的化合物13个，从9种石斛中分离出具有二氢菲母核化合物12个，从7种石斛中分离出具有菲醌母核化合物6个，从2种石斛中分离出菲类二聚体3个，从19种石斛中分离出具有联苄母核化合物22个，从1种石斛中分离出联苄糖苷类化合物1个，从1种石斛中分离出联苄二聚体1个。

5. 挥发性成分

石斛中含有种类丰富的挥发性成分，主要有烷烃类、脂肪醇类、烯烃、醛类、酮类、萜类、脂肪酸等。

6. 酚类

石斛中主要含4-丙基苯酚、2-甲氧基-4-丙基苯酚、2-乙氧基-4-（甲氧甲基）苯酚、月桂酸、羟甲香豆素、n-棕榈酸、邻苯二甲酸二丁酯等酚类组分。

7. 甾体类

石斛中主要的甾体类化合物为胡萝卜苷、$β$-谷甾醇。

8. 茋酮类

自1984年从石斛属植物中分离得到第一个天然茋酮类化合物以来，到目前为止，国内外学者共从石斛属植物中分离得到8个茋酮类化合物。

（二）六种石斛化学成分对比　见表6-1

表6-1　六种石斛化学成分对比

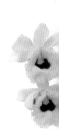

	霍山石斛	铁皮石斛	金钗石斛	铜皮石斛	流苏石斛	鼓槌石斛
黄酮	未见报道	柚皮素和3',5,5',7-四羟基二氢黄酮	未见报道	未见报道	未见报道	未见报道
皂苷	胡萝卜苷、β-谷甾醇	胡萝卜苷、β-谷甾醇	β-谷甾醇及其葡萄糖苷、豆甾醇	未见报道	谷甾醇、豆甾醇、胡萝卜素	β-谷甾醇、表丁香脂素
生物碱	吡咯生物碱、咪唑生物碱	总生物碱含量0.0083%～0.0241%	石斛碱、金石斛碱、石斛副碱、石斛星碱、6-羟基石斛星碱、6-羟基石斛碱、8-羟基石斛星碱、3-羟基-2-氧石斛碱	未见报道	未见报道	未见报道
多糖	DHP-1B23、DHPD2、DHP-4A、DHPD1、DHP1A、DHP-W2、HPSEC	DOPP-1-A1、DCPP3c-1、DOPB1、DOPB2、DOPB3、DOPB4、DOPB5、DCP1、HDCP-W、HDCP-1、HDCP-3、DOP1、DOP2、DOPP-1-A11、DOPP-1-A12、DOP-1-A1、DOP-1、DOP-2-A1、3-A1、4-A1、5-A1、6-A1	DNP-W1A、DNP-W1B、DNP-W2、DNP-W3、DNP-W4、DNP-W5、DNP-W6	DMP1a-1、DMP1a-2、DMP2a-1、DMP3a-1、DMP4a-1、MP5a-1、DMP6a-1、DMP7a-1	WDFP-1a、WDFP-1b、WDFP-1c	DCP-W1、DCP-W2、DCP-W3
萜类	倍半萜、三萜	未见报道	倍半萜葡糖苷	未见报道	未见报道	未见报道

续表

	霍山石斛	铁皮石斛	金钗石斛	铜皮石斛	流苏石斛	鼓槌石斛
联苯类	石斛酚	4,4'-二羟基-3,5-二甲基联苄、3,4-二羟基-5,4'-二甲氧基联苄、3,4,5'-三甲氧基联苄-3,3'-二羟基-5-二甲基联苄、3,4'-羟基-3,5-二甲氧基联苄、3,4-羟基-5-羟基-3,5'-二甲氧基联苄、二氢白藜芦醇、双苄葡萄糖苷E	石斛酚	未见报道	鼓槌石斛素、鼓槌联苄、毛兰素、玫瑰石斛素	鼓槌联苄、毛兰素、鼓槌石斛素、5,4'-羟基-3,3'-二甲氧基联苄、石斛酚、3,5,4'-三羟基-3'-甲氧基联苄、3,3',4',5-四甲氧基联苄-4-O-β-D-葡萄糖苷、3,4,5-四甲氧基联苄-3'-O-β-D-葡萄糖苷
挥发性成分	癸烷、正十一烷、4,5-二甲基壬烷、正辛醇、环氧-α-醋酸萜品酯、2-正十五烷、2-正十一烯醛、2-氧代环-1,3-氧杂环己烷基-14碳烯、乙基苄芳樟醇、2-二十三烷酮、环氧异长叶、丁香醛、十四醇、α-叶、己基肉桂醛、十烷四醛　未见报道		泪柏醇（占挥发油总量50.46%）、紫罗兰酮	2,4-己二烯-1-醇、六氢-6-羟基环戊烯、2-甲基环己嗣-2-酮、柏木丙醚	2-羟基-4-甲氧基苯乙酮、芳樟醇、松油醇、兰油烯等	未见报道
菲类		鼓槌菲、毛兰素、2,4,7-三羟基菲、2,4,7-三羟基-9,10-二氢菲、2,3,4,7-四甲氧基菲、1,5-二羧基菲、2,5-二羧基-3,4-二甲氧基菲、2,7-二甲氧基菲、8-三羟基菲、2,5-二羧基菲、3,5-二羧基-2,4-二甲氧基菲、4-二甲氧基菲	石斛菲醌、4,7-二羟基-2-甲氧基-9,10-二氢菲	3,4-二羟基-4',5-二甲氧基联菲。	流苏菲、毛兰菲（或鼓槌菲）。	鼓槌菲、2,7-二甲氧基-9,10-二羟基-9,10-二氢菲、2,4,7-三羟基-9,10-二氢菲、3,4,6-三甲氧基菲、2,5-二羟基-4-甲氧基菲、3,7-二羟基-2,4-二甲氧基菲、2,4,5-三羟基-7-甲氧基菲-9,10-二氢菲

续表

	霍山石斛	铁皮石斛	金钗石斛	铜皮石斛	流苏石斛	鼓槌石斛
蒽醌	未见报道	未见报道	未见报道	未见报道	大黄素型蒽醌：大黄素、大黄素甲醚、芦荟大黄素、大黄酚、大黄酸	未见报道
香豆素类	羟甲基香豆素	（+）-丁香脂素-O-β-D-吡喃葡萄糖苷、淫羊藿醇A2-4-O-β-D-吡喃葡萄糖苷、（+）-南烛木树脂酚-3α-O-β-D-吡喃葡萄糖苷、裂异落叶松脂醇丁香脂素-4，4'-O-双-β-D-葡萄糖苷和丁香脂素	对羟基顺式肉桂酸三十烷酯	未见报道	滨蒿内酯、泽兰内酯	未见报道
酚类	4-丙基苯酚、2-甲氧基-4-丙基苯酚、2-乙氧基-4-（甲氧甲基）苯酚、月桂酸、羟甲基香豆素、n-棕榈酸、邻苯二甲酸二丁酯	N-p-香豆酰酪胺、反-N-（4-羟基苯乙基）阿魏酸酰胺、二氢松柏醇、二氢对羟基桂皮酸对羟基苯乙酯、二氢阿魏酸酪胺、对羟基苯丙酰胺、丁香醛、丁香酸、对羟基苯丙酸、对羟基苯香草酸、阿魏酸、对羟基苯甲酸、桂皮酸、2-甲氧基苯基-1-O-β-D甲酸-（1→4）-β-D-葡萄糖苷	未见报道	未见报道	未见报道	3，4-二羟基苯甲酸、4-羟基-3，5-二甲氧基苯甲醛、3，5-二甲氧基-苯甲醇、松柏醛、5-甲氧基-1，3-苯二酚、2，6-二甲基-4-烯丙基苯酚-1-O-β-葡萄糖苷、3，5-二溴-2-氨基苯甲醛、对羟基苯甲酸、3，4-二甲氧基苯甲酸（藜芦酸）
芴酮	未见报道	未见报道	未见报道	未见报道	未见报道	鼓槌酮、1，2，5-三羟基-7-甲氧基芴酮、2,5-二羟基-4-甲氧基芴酮、disulfonation、4,7-二羟基-5-甲氧基芴酮、1,4,7-三羟基-5-甲氧基-9-芴酮、2，4，7-三羟基-5-甲氧基-9-芴酮。

105

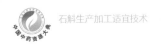

二、现代药理活性

1. 抗肿瘤活性

石斛属植物抗肿瘤作用的主要物质基础是菲类、联苄类及多糖类组分。研究发现，从鼓槌石斛乙醇提取物中分离的3个单体（毛兰素、毛兰菲、鼓槌菲）具抑制小鼠肝癌及艾氏腹水癌的活性，从小鼠的体重、精神状态、毛发脱落等情况来看，其毒副作用远低于肿瘤化疗药物5-氟尿嘧啶；在体外试验中上述3个化合物还对肿瘤细胞株K562（慢性髓性白血病细胞）显示出不同程度的生长抑制作用，其中以毛兰素为最强。从流苏石斛中分离得到的化合物流苏菲对人胃癌细胞显示出一定程度的抑制活性；霍山石斛分离的均一多糖可通过升高细胞内 $[Ca^{2+}]$ 浓度、激活Caspase-3抑制Hep-2细胞增殖和诱导凋亡。此外，霍山石斛多糖还可以通过下调胃腺癌细胞SGC-7901中原癌基因c-myc的表达发挥抗肿瘤作用。

2. 免疫调节

石斛多糖具有增强T细胞及巨噬细胞免疫活性的作用，是石斛属植物免疫调节活性的主要物质基础。研究表明，不同发育阶段的霍山石斛培养物总多糖提取物均可促进ConA诱导的小鼠脾淋巴细胞增殖反应和免疫器官指数的增加、促进小鼠脾细胞产生IFN-γ和TNF-α的作用；霍山石斛中分离得到的均一多糖能够显著促进小鼠腹腔巨噬细胞分泌NO和TNF-α，并增强巨噬细胞吞噬中性红的能力，但不同均一多糖所引发的巨噬细胞免疫应答方式不同；霍山石斛多糖能够促进Peyer's结细胞培养基刺激的骨髓细胞的增殖从而表现出有效的肠道免疫活性；铁皮石斛多糖能够显著提升小白鼠外周白细胞数和促进淋巴细胞产生移动抑制因子，是有临床应用价值的中药类免疫增强剂。此外，有研究表明，从金钗石斛中分离的倍半萜糖苷类化合物对大鼠T淋巴细胞和B淋巴细胞的增殖具有促进或抑制活性作用，提示其具有一定程度的免疫调节作用。

3. 抗氧化、延缓衰老作用

研究表明，霍山石斛、铜皮石斛、金钗石斛、铁皮石斛、紫皮石斛和兜唇石斛水提物对O^{-2}，OH和H_2O_2均有很强的清除作用。其中，铜皮石斛、金钗石斛和兜唇石斛水提物对O^{-2}有明显的清除作用，铜皮石斛、金钗石斛、紫皮石斛和兜唇石斛水提物对H_2O_2有很强的清除作用。体外实验发现，金钗石斛中分离得到的菲类、联苄类、芴酮类、木脂素类和酚酸类等含有酚羟基的化合物对DPPH自由基和过氧自由基均有不同程度的清除作用，部分化合物的活性强于维生素C，提示石斛属植物可通过清除体内过剩自由基而对多种疾病具有预防和治疗作用。对水提和醇提制备的石斛口服液衰老药效学研究发现，水提剂和醇提剂均具有明显的抗衰老与延缓衰老的功效。

4. 调节肠胃道功能作用

研究表明铁皮石斛传统汤剂、超微全量汤剂、超微量汤剂和四磨汤对脾虚便秘均有疗效，可通过不同的途径调控肠道微生态平衡，调整肠道酶活性且铁皮石斛超微量汤剂、传统汤剂与四磨汤效果相当。经铁皮石斛治疗后，脾虚便秘小鼠的血小板数量

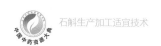

及比容、红细胞数量及体积分布宽度、血红蛋白数量及红细胞平均血红蛋白含量和浓度、白细胞及淋巴细胞均有改善，超微量汤剂总体疗效优于传统汤剂。

5. 清咽护嗓作用

实验表明，霍山石斛、金钗石斛、铁皮石斛、流苏石斛可显著降低模型大鼠肉芽肿、足趾肿胀、耳廓肿胀，具清咽护嗓作用。

6. 保肝明目作用

石斛类中药可显著改善肝脏组织损伤和脂肪变性，降低血清ALT、AST、ALP、LDL-C、TC、TG水平，提高血清HDL-C含量，增强肝组织ADH、ALDH、SOD、GSH-Px活性，减少肝组织GSH损耗并抑制肝组织MDA增加。研究发现，霍山石斛多糖除了可通过清除自由基、抑制脂质过氧化、抑制TNF-α表达对CCl_4导致的小鼠急性肝损伤发挥保护作用，还可保护酒精对小鼠肝脏损伤，对亚急性肝损伤具有良好的预防干预效果。霍山石斛多糖还可以通过恢复机体脂质代谢平衡辅助饮食调节、改善非酒精性、脂肪性肝损伤。

此外，石斛对半乳糖所致的白内障晶状体中醛糖还原酶、多元醇脱氢酶、己糖激酶、6-磷酸葡萄糖脱氢酶和过氧化氢酶的活性异常变化有抑制或纠正作用，因此对半乳糖性白内障不仅有延缓作用，而且有一定的治疗作用。

7. 降血压、降血脂作用

研究表明，适宜剂量的霍山石斛、铁皮石斛具有显著的降血脂、保护血管内皮和抗脂质过氧化作用，对高脂血症和动脉粥样硬化的发生有一定的防治作用；铁皮石斛、金钗石斛、流苏石斛、鼓槌石斛的粗多糖均能在一定程度上平衡血脂水平、通过降低血液中TC、TG含量增加HDL-C含量来调节血糖水平；金钗石斛中的部分倍半萜、联苄和酚酸类化合物对KCl诱导的心室肌细胞胞浆［Ca^{2+}］升高有抑制作用，提示这些化合物可能对高血压、心绞痛、心律失常、心肌梗死等与钙通道关系密切的疾病有一定的预防和治疗作用。研究还发现，大剂量石斛碱可降低其心肌收缩力，降低血压并抑制呼吸。

三、应用

（一）临床常用

1. 热病津伤，口干烦渴，胃阴不足，食少干呕，病后虚热不退

本品甘而微寒，入胃经，长于滋养胃阴，生津止渴，兼能清胃热。治疗热病伤津，烦渴，舌干苔黑者，常与天花粉、鲜或生地黄、麦冬等药同用；治胃热阴虚之胃脘隐痛或灼痛，食少干呕，可单用煎汤代茶饮，或配伍麦冬、竹茹、白芍等；治病后阴虚津亏，虚热不退，可与地骨皮、黄柏、麦冬等配伍，如石斛汤（《圣济总录》）。

2. 肾阴亏虚，目暗不明，筋骨痿软，阴虚火旺，骨蒸劳热

本品又能滋肾阴，兼能降虚火，适用于肾阴亏虚之目暗不明、筋骨痿软及阴虚火旺，骨蒸劳热等证。治疗肾阴亏虚，目暗不明者，常配伍枸杞子、熟地黄、菟丝子等，如石斛夜光丸（《原机启微》）；治疗肾阴亏虚，筋骨痿软者，常配伍熟地黄、杜仲、牛膝等补肝肾、强筋骨之品；若阴虚火旺、骨蒸劳热者，宜配伍枸杞子、黄

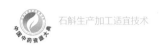

柏、胡黄连等滋肾阴、退虚热之品。

（二）现代医学应用

现代研究证明，石斛具有抗衰老、抗肿瘤、降血糖和提高免疫等作用。对恶性肿瘤的辅助治疗，以及高血压、慢性胃炎、糖尿病、慢性咽炎和体虚免疫低下等方面都有应用。

1. 恶性肿瘤的辅助治疗

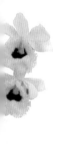

陈晓萍等研究表明，铁皮枫斗颗粒和铁皮枫斗胶囊都具有益气养阴、养胃生津之功效，对中医气阴两虚证疗效显著，对气阴两虚证肺癌的辅助治疗有显著改善症状的效果。

张沂平等研究表明，铁皮枫斗治疗肿瘤患者的气阴两虚、肝肾阴虚疗效确切，同时可以调节肿瘤患者的免疫功能，特别对放化疗肿瘤患者伴有阴虚证者具有很好的对症辅助治疗效果。

姚庆华等研究表明，晚期肿瘤化疗患者以铁皮枫斗颗粒干预治疗后，可明显改善烦躁、口干、舌红少津等阴虚症状。

2. 高血压

吴人照等研究表明，铁皮枫斗颗粒和铁皮枫斗胶囊都具有益气养阴、养胃生津之功效，对中医气阴两虚证高血压病改善症状疗效显著，且疗效明显优于生脉胶囊对照组。铁皮枫斗颗粒对气阴两虚证高血压病患者的血压有一定改善作用。铁皮枫斗颗粒和铁皮枫斗胶囊口服30天疗程未见毒副作用，服药期间亦无明显不良反应。

3. 慢性胃炎

吴人照等研究表明，铁皮枫斗颗粒和铁皮枫斗胶囊都具有益气养阴、养胃生津之功效。能有效改善慢性萎缩性胃炎气阴两虚证，临床未发现任何副作用。

4. 慢性咽炎

陈锋等研究表明，复方霍山石斛含片具有很好的清咽功能。

张崇暇等通过对中国科学院100位科学家（包括院士）服用铁皮枫斗进行疗效观察，发现对阴虚内热、口干舌燥、咽喉疼痛、失眠、盗汗、疲乏、小便短赤、大便干结等症状，尤其对口干舌燥、失眠、疲乏有较好疗效。表明该药有良好的滋阴生津作用，对阴虚内热体质者疗效显著，可作为老年体质衰弱、糖尿病等患者的辅助用药。

5. 免疫低下

吴文华等研究表明，复方霍山石斛含片具有增强免疫力的功能。张炜玲等研究表明，复方霍山石斛浸膏具有增强免疫力的功能。

6. 降血脂、降血糖

张静等研究表明，霍山石斛胶囊具有明显的降血脂、保护血管内皮和抗脂质过氧化作用，对高脂血症和动脉粥样硬化的发生有一定的防治作用。陈爱君等研究表明，铁皮石斛膏具有降低血糖和改善糖耐量的功能。

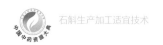

7. 冠心病

李德祥等研究表明，无论心绞痛发作次数和程度，还是动态心电图，霍山石斛组方明显优于硝酸异山梨醇酯。霍山石斛组方是国家发明专利产品，由霍山石斛、桂枝、瓜蒌、薤白等药物组成。中医认为冠心病心绞痛病理特点是气血不足、阴阳失调、气滞血瘀、痰湿阻滞。霍山石斛组方则具益气活血，祛瘀通络，宽胸止痛之功效。因此对冠心病心绞痛具有良好的治疗作用。

（三）保健及食疗

1. 药品

石斛具有独特的药用价值，加工成的中成药有石斛夜光丸、石斛清咽含片、石斛颗粒、脉络宁注射液、通塞脉片、石斛口服液等。

2. 保健品

石斛具有免疫调节、抗疲劳、抗氧化的保健功能，开发的保健品有石斛颗粒、石斛胶囊、石斛口服液、石斛饮料、石斛冲剂、石斛含片、石斛浸膏等。

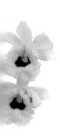

3. 食疗

石斛通常有以下几种食用方法。

（1）鲜品　石斛鲜品直接口嚼或加水榨汁，不仅可以保证营养成分基本不损失，而且易于人体吸收。

（2）茶饮　石斛枫斗可以单煎代茶，有清热生津之效，尤其适用于阴虚证，热病伤阴，微热口渴者人群。

（3）膳食 新鲜石斛（石斛枫斗）洗净，与鸡、鸭、鱼、肉等一起炖汤饮用，可以起到强身健体的疗效。

（4）药酒 新鲜石斛（石斛枫斗）或与其他滋补药材一起浸入高度白酒中，密封，3个月后即可饮用。

参考文献

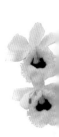

［1］陈乃东，陈乃富，王陶陶，等. 组培霍山石斛、野生霍山石斛及河南石斛多糖及乙醇溶出物动态积累规律研究［J］. 天然产物研究与开发，2015，27（12）：2090-2094.

［2］Xian G H, Li B, Zang H C. Microwave Technique for Polysaccharide Extraction from *Dendrobium huoshanense*［J］. Agricultural Science & Technology, 2014, 35（8）：1304-1307, 1367.

［3］陈乃东，孟云飞，姚厚军，等. 柱前衍生化HPCE法测定不同种源石斛中多糖的单糖组成［J］. 中药材，2015，38（8）：1607-1610.

［4］Chen N D, Chen N F, Li J. Similarity evaluation of different origins and species of *Dendrobiums* by GC-MS and FTIR analysis of polysaccharides［J］. International Journal of Analytical Chemistry, 2015, 22（4）：11-16.

［5］Zha X Q, Luo J P, Luo S Z, et al. Structure identification of a new immunostimulating polysaccharide from the stems of *Dendrobium huoshanense*［J］. Carbohydrate Polymers, 2007, 69（1）：86-93.

［6］Li X L, Xiao J J, Zha X Q, et al. Structural identification and sulfated modification of an antiglycation *Dendrobium huoshanense* polysaccharide［J］. Carbohydrate Polymers, 2014, 106（1）：247-254.

［7］Li F, Cui S H, Zha X Q, et al. Structure and bioactivity of a polysaccharide extracted from protocorm-like bodies of *Dendrobium huoshanense*［J］. International Journal of Biological Macromolecules, 2015, 72：664-672.

［8］Qian X P, Zha X Q, Xiao J J, et al. Sulfated modification can enhance antiglycation abilities of polysaccharides from *Dendrobium huoshanense*［J］. Carbohydr Polym, 2014, 101（1）：982-989.

［9］Tian C C, Zha X Q, Pan L H, et al. Structural characterization and antioxidant activity of a low-molecular polysaccharide from *Dendrobium huoshanense*［J］. Fitoterapia, 2013, 91（10）：247-255.

［10］Pan L H, Feng B J, Wang J H, et al. Structural characterization and anti-glycation activity in vitro, of a

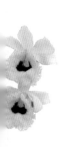

water-soluble polysaccharide from *Dendrobium Huoshanense*［J］. Journal of Food Biochemistry, 2013, 37（3）: 313–321.

［11］Hsieh Y S, Chien C, Liao S K, et al. Structure and bioactivity of the polysaccharides in medicinal plant *Dendrobium huoshanense*［J］. Bioorganic & Medicinal Chemistry, 2008, 16（11）: 6054–6068.

［12］吴庆生, 丁亚平, 徐玲, 等. 金钗石斛茎的不同部位中有效成分分析及其分布规律研究［J］. 中国中药杂志, 1995, 20（3）: 148–149.

［13］Wang J H, Zha X Q, Luo J P, et al. An acetylated galactomannoglucan from the stems of *Dendrobium nobile* Lindl［J］. Carbohydrate Research, 2010, 345（8）: 1023–1027.

［14］Wang J H, Luo J P, Yang X F, et al. Structural analysis of a rhamnoarabinogalactactan from the stems of *Dendrobium nobile* Lindl.［J］. Food Chemistry, 2010, 122: 572–576.

［15］Wang J H, Luo J P, Zha X Q. Structural features of a pectic polysaccharide from the stems of *Dendrobium nobile* Lindl.［J］. Carbohydrate Polymers, 2008, 81（1）: 1–7.

［16］诸燕, 斯金平, 郭宝林, 等.人工栽培铁皮石斛多糖含量变异规律［J］.中国中药杂志,2010,35（4）: 427–430.

［17］黎万奎, 胡之璧, 周吉燕, 等.人工栽培铁皮石斛与其他来源铁皮石斛中氨基酸与多糖及微量元素的比较分析［J］.上海中医药大学学报, 2008, 22（4）: 81–83.

［18］华允芬, 陈云龙, 张铭. 三种药用石斛多糖成分的比较研究［J］. 浙江大学学报, 2004, 28（2）: 249–252.

［19］黄民权, 黄步汉, 蔡体育, 等. 铁皮石解多糖的提取、分离和分析［J］. 中草药, 1994, 25（3）: 128–129.

［20］华允芬. 铁皮石斛多糖成分研究［D］. 杭州: 浙江大学, 2005.

［21］何铁光, 杨丽涛, 李杨瑞, 等. 铁皮石斛原球茎多糖DCPP 3c-1的分离纯化及结构初步分析［J］. 分析测试学报, 2008, 27（2）: 143–147.

［22］罗秋莲. 铁皮石斛多糖的分离纯化、结构分析和抗氧化活性研究［D］. 南宁: 广西大学, 2016.

［23］陈栋才. 铁皮石斛多糖的提取、分离纯化、结构及生物活性研究［D］. 福州: 福建师范大学, 2015.

［24］董泽梁. 霍山铁皮石斛多糖的提取优化、分离纯化及结构特征的研究［D］. 合肥: 安徽农业大学, 2014.

［25］李志华. 铁皮石斛多糖的提取、分离、纯化及结构分析［D］. 桂林: 广西师范学院, 2012.

［26］华允芬. 铁皮石斛多糖成分研究［D］. 杭州: 浙江大学, 2005.

［27］陈云龙, 何国庆, 华允芬, 等. 细茎石斛多糖的提取分离纯化和性能分析［J］. 中国药学杂志, 2003, 38（7）: 15–18.

［28］云龙. 细茎石斛多糖的一级结构表征及生物活性［D］. 杭州: 浙江大学, 2003.

［29］陈璋辉, 陈云龙, 吴涛, 等. 细茎石斛多糖DMP4a-1的结构特性及免疫活性研究［J］. 中国药学杂志, 2005, 40（23）: 1781–1784.

［30］徐程, 陈云龙, 张铭.细茎石斛多糖DMP2a-1的结构分析［J］. 中国药学杂志, 2004, 39（12）:

20–22.

［31］巫兴东，赵超，周欣，等. 流苏石斛多糖提取工艺及不同产地体外抗氧化活性研究［J］. 广东农业
科学，2014，41（21）：97–101.

［32］张展. 流苏石斛多糖分离纯化、结构分析及免疫活性的研究［D］. 合肥：合肥工业大学，2013.

［33］王健. 鼓槌石斛多糖的分离纯化、结构表征及免疫调节活性研究［D］. 合肥：合肥工业大学，2013.

［34］孙卓然，刘圆，李晓云，等. 鼓槌石斛不同产地及不同炮制方法后多糖含量测定［J］. 中成药，
2009，31（11）：1809–1811.

［35］铃木秀干. 药学杂志（日）［J］，1932，52（12）：1049.

［36］Porter L A. Picrotoxinin and Related Substances［J］. Chem Rev，1967，67（4）：441–464.

［37］Coscia C J. Picrotoxin［C］//Cyclopentanoid Terpene Derivatives. Taylor，W I，Battersby，A R（eds.）.
New York：Dekker，1969：147–201.

［38］叶庆华，赵维民，秦国伟. 石斛属植物化学成分及生物活性研究进展［J］. 药物化学进展，2004
（3）：113.

［39］Lee Y H，Park J D，Baek N I，et al. In vitro and vivo antitumoral phenanthrenes from the aerial parts of
Dendrobium nobile［J］. Planta Med，1995，61（2）：178–180.

［40］Hiroshi M，Masako F. New Picrotoxini–type and Dendrobine–type Sesquiterpenoids from *Dendrobium
Snowflake* RedStar［J］. Tetrahedron，2000，56（32）：5801–5805.

［41］Chen C C，Wu L G，Ko F N，et al. Antiplatelet aggregation principles of *Dendrobium loddigesii*［J］. Nat
Prod，1994，57（9）：1271–1274.

［42］Yang L，Zhang C F，Yang H，et al. Two new alkaloids from *Dendrobium chrysanthum*［J］. Heterocycles，
2005，65（3）：633–636.

［43］Chen K K，Chen A L. The alkaloid of chin–shih–Hu［J］. J Biol Chem，1935，11：653.

［44］金蓉鸾，孙继军，张远名. 11种石斛的总生物碱的测定［J］. 南京药学院学报，1981，1：9–13.

［45］丁亚平，杨道麒，吴庆生，等. 安徽霍山三种石斛总生物碱的测定及其分布规律研究［J］. 安徽农
业大学学报，1994，21（4）：503–506.

［46］陈存武，陈乃东，孟云飞，等. 沉淀敲出法快速发现霍山产铁皮石斛生物碱及其组分抗氧化活性在
线测定［J］. 天然产物研究与开发，2014，26（7）：1000–1003.

［47］陈乃东，高峰，林欣，等.不同种源霍山石斛生物碱比较研究［J］. 中药材，2014，37（6）：953–
956.

［48］Ye Q H，Qin G W，Zhao W M. Immunomodulatory sesquiterpene glycosides from *Dendrobium nobile*［J］.
Phytochemistry，2002，61（8）：885–890.

［49］Zhao C H，Liu Q F，Halaweish F，et al. Copacamphane，picrotoxane，and alloaromadendrane
sesquiterpene glycosides and phenolic glycosides from *Dendrobium moniliforme*［J］. J Nat Prod，2003，
66（8）：1140–1143.

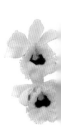

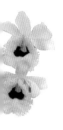

［50］Zhao W M, Ye Q H, Tan X J, et al. Three new sesquiterpene glycosides from *Dendrobium nobile* with immunomodulatory activity［J］. J Nat Prod, 2001, 64（9）: 1 196-1200.

［51］Zhao C S, Liu Q F, Halaweish F, et al. Copacamphane, picrotoxane, and alloaromadendrane sesquiterpene glycosides and phenolic glycosides from *Dendrobium moniliforme*［J］. J Nat Prod, 2003, 6（8）6: 1140-1143.

［52］Shu Y, Zhang D M, Guo S X. A new sesquiterpene glycoside from Dendrobium nobile Lindl［J］. J Asian Nat Prod Res, 2004, 6（4）: 311-314.

［53］Ye Q H, Zhao W M. New alloaro madendrane, cadinene and cyclocopacamphane type sesquiterpene derivatives and bibenzyls from *Dendrobium nobile*［J］. Planta Med, 2002, 68（8）: 723-729.

［54］Chen N D, Li J, Hao J W, et al. Analysis and similarity evaluation of volatile components from 3 tissue-cultured *Dendrobium* species and their wild correspondences by GC-MS［J］. Journal of Food and Drug Analysis, 2016, 28（8）: 1252-125.

［55］Chen Y, Li Y, Qing C, et al. 4, 5-trihydroxy-7-methoxy-9H-fluoren-9-one, a new cytotoxic compound from *Dendrobium chrysotoxum*［J］. Food Chemistry, 2008, 108（3）: 973-976.

［56］Yang H, Chou G X, Wang Z T, et al. Two new fluorenones from *Dendrobium chrysotoxum*［J］. Journal Of Asian Natural Products Research, 2004, 6（1）: 35-38.

［57］Yegao C, Yupeng L, Chen Q, et al. 1, 4, 5-Trihydroxy-7-methoxy-9H-fluoren-9-one, a new cytotoxic compound from *Dendrobium chrysotoxum*［J］. Food Chemistry, 2008, 108（3）: 973- 976.

［58］Zhang X, Xu J K, Wang J, et al. Bioactive bibenzyl derivatives and fluorenones from *Dendrobium nobile*［J］. Journal Of Natural Products, 2007, 70（1）: 24-28.

［59］Li S, He S, Zhong S, et al. Elution-extrusion counter-current chromatography separation of five bioactive compounds from *Dendrobium chrysototxum* Lindl［J］. Journal Of Chromatography A, 2011, 1218（20）: 3124-3128.

［60］Xu F Q, Xu F C, Hou B, et al. Cytotoxic bibenzyl dimers from the stems of *Dendrobium fimbriatum* Hook［J］. Bioorganic & Medicinal Chemistry Letters, 2014, 24（22）: 5268-5273.

［61］张静, 连超群, 吴守伟, 等.霍山石斛提取物对人喉癌细胞Hep-2增殖和凋亡的影响及其机制［J］. 中国生物制品学杂志, 2011, 24（5）: 522-525.

［62］黄森. 霍山石斛多糖提取分离以及抗肿瘤活性的研究［D］. 合肥: 合肥工业大学, 2007.

［63］陈程. 霍山石斛类原球茎不同提取物免疫活性的比较研究［D］. 合肥: 合肥工业大学, 2012.

［64］陈程. 吴胡琦, 查学强, 等. 霍山石斛组织快繁中不同发育阶段多糖理化性质和免疫活性的比较研究［J］. 中药材, 2012, 35（8）: 1195.

［65］Yang L C, Lu J J, Hsieh C C, et al. Characterization and immunomodulatory activity of polysaccharides derived from *Dendrobium tosaense*［J］. Carbohydrate Polymers, 2014, 111（1）: 856-863.

［66］袁晨琳. 霍山石斛多糖对巨噬细胞的免疫调节活性及其与结构特征的关系［D］. 合肥: 合肥工业大学,

2013.

［67］Zha X Q, Zhao H W, Bansal V, et al. Immunoregulatory activities of *Dendrobium huoshanense* polysaccharides in mouse intestine, spleen and liver［J］. International Journal of Biological Macromolecules, 2014, 64（2）: 377–382.

［68］Hsieh Y, Chien C, Liao S, et al. Structure and bioactivity of the polysaccharides in medicinal plant *Dendrobium huoshanense*［J］. Bioorganic Medicinal Chemistry, 2008, 16（11）: 6054–6068.

［69］李胜立，陈程，杨思林，等. 霍山石斛类原球茎免疫调节活性的有效部位及其毒理安全性评价［J］. 药物评价研究, 2012, 35（5）: 321–327.

［70］Yang L C, Lu T J, Hsieh C C, et al. Characterization and immunomodulatory activity of polysaccharides derived from *Dendrobium tosaense*［J］. Carbohydrate Polymers, 2014, 111（1）: 856–863.

［71］江贤敏，王正明，潘利华，等. 提取温度对霍山石斛多糖理化性质及肠道黏膜免疫活性的影响［J］. 食品科学, 2016, http://www.cnki.net/kcms/detail/11.2206.TS.20160829.0932.038.html.

［72］王正明. 提取温度对霍山石斛多糖理化性质及肠道粘膜免疫活性的影响［D］. 合肥: 合肥工业大学, 2013.

［73］Zha X Q, Zhao H W, Bansal V, et al. Immunoregulatory activities of *Dendrobium huoshanense* polysaccharides in mouse intestine, spleen and liver［J］. International Journal of Biological Macromolecules, 2014, 64（2）: 377–82.

［74］Huang K, Li Y, Tao S, et al. Purification, Characterization and Biological Activity of Polysaccharides from *Dendrobium officinale*［J］. Molecules, 2016, 21（6）: 701–717.

［75］Wang J H. Molecular weight, chain conformation and antioxidant activities of sulfated beta–D–galactan derivatwes from *Dendrobium nobile* Lindl［J］. Current Topics in Nutraceutical Research, 2015, 13（4）: 202–212.

［76］Lo S F, Mulabagal V, Chen C L, et al. Bioguided Fractionation and isolation of free radical scavenging components from in vitro propagated chinese medicinal plants Dendrobium tosaense makino and Dendrobium moniliforme SW［J］. Journal Of Agricultural And Food Chemistry, 2004, 52（23）: 6916–6919.

［77］Luo A, Ge Z, Fan Y, et al. In vitro and in vivo antioxidant activity of a water–soluble polysaccharide from *Dendrobium denneanum*［J］. Molecules, 2011, 16（2）: 1579–1592.

［78］Zhang X, Xu J K, Wang J, et al. Bioactive bibenzyl derivatives and fluorenones from *Dendrobium nobile*［J］. Journal Of Natural Products, 2007, 70（1）: 24–28.

［79］Luo A, He X, Zhou S, et al. In vitro antioxidant activities of a water–soluble polysaccharide derived from *Dendrobium nobile* Lindl. Extracts［J］. International Journal Of Biological Macromolecules, 2009, 45（4）: 359–363.

［80］Luo Q, Tang Z, Zhang, X, et al. Chemical properties and antioxidant activity of a water–soluble

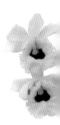

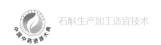

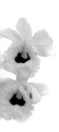

polysaccharide from *Dendrobium officinale* [J]. International Journal Of Biological Macromolecules，2016，89：219–227.

［81］Wong C C, Li H B, Cheng K W, et al. A systematic survey of antioxidant activity of 30 Chinese medicinal plants using the ferric reducing antioxidant power assay [J]. Food Chemistry, 2006, 97（4）：705–711.

［82］李小红. 广藿香和叠鞘石斛的化学成分研究 [D]. 成都：成都中医药大学，2015.

［83］赵兴兵. 超微铁皮石斛对脾虚便秘小鼠肠道微生物的影响研究 [D]. 长沙：湖南中医药大学，2014.

［84］赵兴兵，谢雪姣，吴维佳，等. 超微铁皮石斛对脾虚便秘小鼠肠道乳酸杆菌多样性的影响 [J]. 微生物学通报，2014，41（9）：1764–1770.

［85］叶子，卢叶，薛亚甫，等.铁皮石斛专属性成分的分离制备及质量标准研究 [J]. 中国中药杂志，2016，41（13）：2481–2486.

［86］陈锋，郑海磊，倪林英，等. 复方霍山石斛含片清咽功能的动物试验研究 [J]. 安徽农业科学，2014，42（29）：10131–10133.

［87］刘怀伟，邹俊波，张廷模，等. Box–Behnken 设计优化石斛清咽含片提取工艺 [J]. 中国实验方剂学杂志，2014，20（21）：17–20.

［88］钟礼云，林蔚，林健.石斛清咽功能实验研究 [J]. 中国卫生检验杂志，2014，38（6）：814–815.

［89］虞泓，屈燕，陈心启. 金石斛含片清咽润喉功效的研究（英文）[J]. 云南大学学报（自然科学版），2005，27（5）：440–445.

［90］刘怀伟. 石斛清咽含片药学部分研究 [D]. 成都：成都中医药大学，2015.

［91］孟海涛，汪鹤，查学强，等. 霍山石斛不同提取物抗小鼠亚急性酒精性肝损伤活性的比较研究 [J]. 食品科学，2015，36（13）：229–234.

［92］田长城. 霍山石斛保肝多糖的结构表征与功效评价 [D]. 合肥：合肥工业大学，2015.

［93］黄静，李胜立，赵宏伟，等. 霍山石斛多糖对四氯化碳致急性肝损伤小鼠的保护作用 [J]. 中国中药杂志，2013，38（4）：528–532.

［94］赵宏伟. 基于小肠免疫研究霍山石斛多糖预防CCl_4致急性肝损伤的机制 [D]. 合肥：合肥工业大学，2012.

［95］王晓玉. 霍山石斛多糖干预小鼠亚急性酒精性肝损伤的蛋白质组学及代谢组学研究 [D]. 合肥：合肥工业大学，2014.

［96］Wang X Y, Luo J P, Chen R, et al. *Dendrobium huoshanense* polysaccharide prevents ethanol–induced liver injury in mice by metabolomic analysis [J]. International Journal of Biological Macromolecules，2015，78：354–362.

［97］姜苏薇. 霍山石斛多糖对非酒精性脂肪性肝损伤的干预及改善作用研究 [D]. 合肥：合肥工业大学，2012.

［98］张静，连超群，吴守伟，等. 霍山石斛胶囊降血脂疗效的实验研究 [J]. 中国老年学杂志，2010，30（21）：3134–3136.

［99］张静，连超群，林毅，等. 霍山石斛胶囊对高脂血症大鼠血脂和脂质过氧化水平的影响 [J]. 激光

生物学报，2010，19（5）：628-633.

［100］Pan L H，Li X F，Wang M N，et al. Comparison of hypoglycemic and antioxidative effects of polysaccharides from four different *Dendrobium* species.［J］. International Journal of Biological Macromolecules，2013，64（2）：420-427.

［101］Jin A B，Zhang Y，Pang W S，et al. Effect of water extract from Dendrobium officinale on blood lipid and blood sugar of mice with hyperlipemia［J］. Food Research and Development2017，38（3）：176-180.

［102］Choi G P，Chung B H，Lee D I，et al. Screening of inhibitory activities on Angiotensin Converting Enzyme from Medicinal plants［J］. Korean Journal Of Medicinal Crop Science，2002，10（5），399-402.

［103］李秀芳. 霍山石斛和四种药典石斛多糖降血糖活性比较研究［D］. 合肥：合肥工业大学，2012.

［104］Xie J H，Jin M L，Morris G A，et al. Advances on Bioactive Polysaccharides from Medicinal Plants.［J］. Critical Reviews in Food Science and Nutrition，2016，56 Suppl 1（Supp 1）：S60.

［105］Yoshikawa K，Ito T，Iseki K，et al. Phenanthrene Derivatives from Cymbidium Great Flower Marie Laurencin and Their Biological Activities［J］. Journal of Natural Products，2012，75（4）：605.

［106］Zhang X，Xu J K.，Wang J，et al. Bioactive bibenzyl derivatives and fluorenones from *Dendrobium nobile*［J］. Journal Of Natural Products，2007，70（1）：24-28.

［107］Wang Y H，Avula B，Abe N，et al. Structural characterization of dendrobine-type sesquiterpene alkaloids from the stems of Dendrobium nobile using LC-MS/MS［J］. Planta Medica，2014，80（10）：802-802.

［108］Wang Y H，Avula B，Abe N，et al. Tandem Mass Spectrometry for Structural Identification of Sesquiterpene Alkaloids from the Stems of Dendrobium nobile Using LC-QToF［J］. Planta Medica2016，82（7）：662-670.

［109］Liu Q F，Zhao W M. A new dendrobine-type alkaloid from Dendrobium nobile［J］. Chinese Chemical Letters，2003，14（3）：278-279.

［110］钟赣生. 中药学［M］. 北京：中国中医药出版社，2016：143.

［111］陈晓萍，张沂平，朱娴如，等. 铁皮枫斗颗粒（胶囊）治疗肺癌放化疗患者气阴两虚证的临床研究［J］. 中国中西医结合杂志，2006，26（5）：394-397.

［112］张沂平，马胜林，朱远. 铁皮枫斗晶对肿瘤患者放化疗辅助治疗的疗效观察［J］. 中国中西医结合杂志，2000，20（8）：628.

［113］姚庆华，陈超，杨维泓. 铁皮枫斗颗粒干预肿瘤化疗患者阴虚证的临床研究［J］. 浙江中医杂志，2008，43（10）：615-616.

［114］吴人照，杨兵勋，黄飞华，等. 铁皮枫斗颗粒（胶囊）治疗气阴两虚证高血压病180例观察［J］. 浙江中医杂志，2010，45（1）：35-37.

［115］吴人照，陈军贤，夏亮，等. 铁皮枫斗颗粒（胶囊）治疗慢性萎缩性胃炎气阴两虚证临床研究［J］. 上海中医药杂志，2004，38（10）：28-29.

［116］张崇暇，巩金. 铁皮枫斗晶临床疗效观察［J］. 浙江中医杂志，1996，（1）：43.

［117］吴文华，倪林英，陈锋，等. 复方霍山石斛含片增强免疫力功能的试验研究［J］. 安徽农业科学，

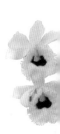

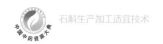

2015，43（3）：52-54.

[118] 张炜玲，李滨，王新生，等. 复方霍山石斛浸膏增强免疫力作用的研究［J］. 安徽农业科学，
2012，40（30）：14792-14794.

[119] 陈爱君，李钦，张信岳，等. 铁皮石斛膏降糖作用的研究［J］. 中国中医药科技，2009，16（6）：
457-458.

[120] 李德祥，王学涵，李路，等. 霍山石斛组方治疗冠心病的临床研发与应用［J］. 中国医药指南，
2014，12（13）：314-315.

[121] 郜惠苹，史琴. 铁皮石斛的开发应用与展望［J］. 河南农业，2016，（8）：54.

[122] 陈丽，魏攀蕾，周慧斌，等. 铁皮石斛的研究与应用［J］. 亚太传统医药，2013，9（1）：52.

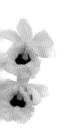